EMOTIONALE INTELLIGENZ - DAS 4 IN 1 BUNDLE

Ängste bewältigen | Depressionen überwinden | Wut und Ärger besiegen | Vergangenheit loslassen

Prof. Dr. Detlef Beeker

Pegasus Verlag

PEGASUS MEDIA

Inhaltsverzeichnis

Geschenk

“Das deutlichste Anzeichen von Weisheit ist anhaltend gute Laune." – Michel de Montaigne

Toll, dass du in meinem Buch blätterst. Möchtest du glücklicher werden und Stress abbauen? Möchtest du topaktuelle Artikel und meine neuen Bücher für nur 99 Cent erhalten? Melde dich für meinen **Newsletter** an! Als Gegenzug erhältst du das Buch: "**18 überraschende Gute-Laune-Tipps**" (60 Seiten).

Ja, ich möchte Buch & Newsletter (klick!)

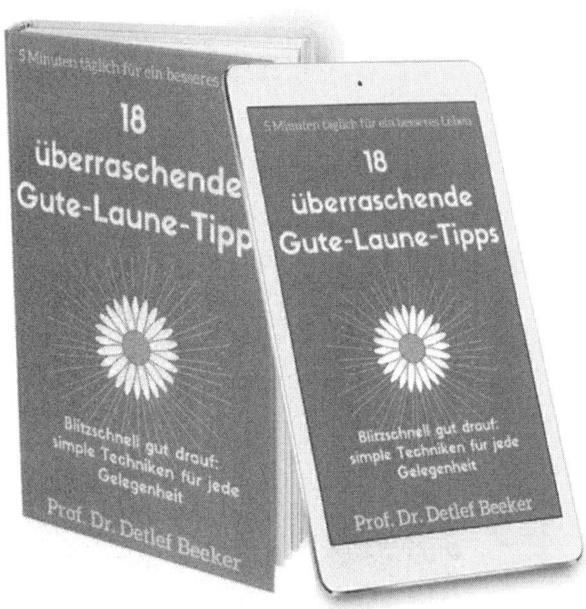

Erinnerst du dich noch, als du das letzte Mal verliebt warst? War nicht plötzlich alles schön? Wie wundervoll der blaue Himmel aussah, mit seinen weißen Wolken. Sogar Regen konntest du genießen. Was wäre, wenn du diese gute Laune jederzeit haben könntest?

Worauf du dich in diesem Buch freuen kannst ...

- Drücke diese Körperstellen und dein Stress löst sich auf, deine gute Laune steigt und deine Gesundheit verbessert sich.
- Diese bewährten Mental-Taktiken werden dich in **Sekunden in fröhliche Stimmung** versetzen.
- Diese **geheimen Yoga-Techniken** lassen deine gute Laune mühelos ansteigen.
- Welches **unbekannte Musikstück** ist, wissenschaftlich erwiesen, der beste Stresslöser?
- Was du von James Bond lernen kannst und wie dies dir Entspannung und Selbstvertrauen gibt.
- Wie du dich in **10 Sekunden entspannen** kannst.
- Praktiziere diese verblüffende Technik und werde **frisch und vitalisiert**.
- Welche **Apps** sind die besten, um deinen Stress zu lindern und dir Entspannung und Gelassenheit zu schenken?
- Der neuste Trend: Der **Fidget Cube** und wie er wirkt.

- Bonus: die **neue Generation** der *Gute-Laune-Techniken*

Und vieles mehr.

Lade dieses Buch **JETZT** ‚runter, damit du mithilfe der besten Techniken garantiert mehr Freude, Gelassenheit und Glück haben wirst.

Ja, ich möchte Buch & Newsletter (klick!)

Über den Autor

„Das Universum ist freundlich."

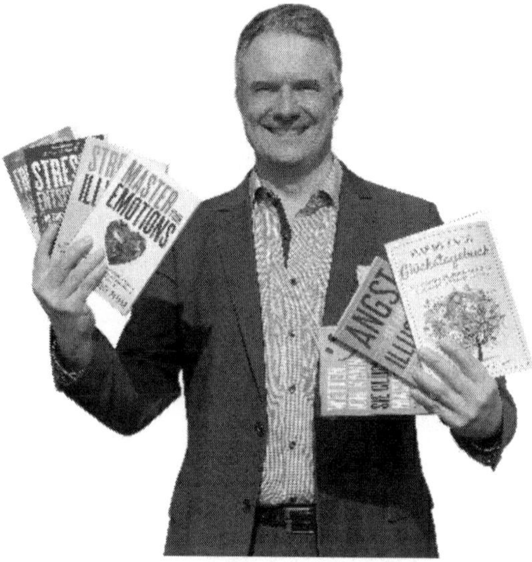

Internationaler Bestseller-Autor Prof. Dr. Detlef Beeker ist Glückswissenschaftler und Anti-Stress-Experte. Er forscht auf diesen Gebieten seit mehr als 20 Jahren und hat zahlreiche Ratgeber geschrieben, die in mehr als 10 Ländern gelesen werden. Detlef ist nicht nur Theoretiker, sondern auch Anwender: Unter anderem meditiert er seit über 20 Jahren.

Zu viele Selbsthilfe-Ratgeber geben dir große Ideen, zeigen aber nicht, wie sie konkret anwendbar sind. Detlef Beeker bietet in seinen Büchern praktische Methoden und Schritt-für-Schritt-

Anleitungen, die du sofort umsetzen kannst.

Mit 7 Jahren hatte er bereits seine Bestimmung gefunden: „Ich möchte Vorkoster in einer Puddingfabrik werden“, verkündete er seiner Mum. Obwohl sich seine Berufung seitdem geändert hat, so ist sein tiefer Wunsch geblieben, die Welt ein klein wenig besser zu machen.

Besuche seine Webseite http://detlefbeeker.de/. Dort warten hilfreiche Tipps und Tricks auf dich sowie eine Aufmerksamkeit.

TEIL 1: EMOTIONALE INTELLIGENZ UND UNSERE REDSELIGE STIMME IM KOPF

"Unsere wahre Aufgabe ist es, glücklich zu sein."
Dalai Lama

In diesem Kapitel ...

- Warum dieses Buch anders und sogar revolutionär ist

- Methodenvielfalt und der 5-Schritte-Friedens-Prozess
- Wie Emotionen entstehen – mache dich auf eine Überraschung gefasst
- Warum der Autor einen redseligen Darth Vader im Kopf hat und du auch!
- Was sind die genauen Ansatzpunkte, um Emotionen zu kontrollieren?

Der Schlüssel zur Kontrolle von Emotionen und warum er bislang übersehen wurde

In diesem Buch geht es um emotionale Intelligenz wir befassen uns in diesem Buch dieses Buch, in dem Du gerade liest, ist anders. Wenn ich etwas unbescheiden hinzufügen darf: Es ist revolutionär. Keine große Revolution, wie die französische, eher eine kleine, wie die Emder Revolution in Ostfriesland. Aber das Buch hat einen brandneuen Ansatz, der die Wirksamkeit im Umgang von Gefühlen verbessert.

Ich habe einen Schlüsselfaktor zur Kontrolle von Emotionen entdeckt, der bislang nicht berücksichtigt wurde. Ich habe 20 lange Jahre gebraucht, um ihn zu finden. Möchtest Du wissen, was dieser Schlüssel zur Kontrolle von Gefühlen ist? Dazu ein Vergleich:

Wenn du einen leichten Husten hast, dann nimmst du einen leichten, pflanzlichen Hustensaft. Ist dein Husten aber zu einer ausgewachsenen Lungenentzündung gereift, musst du starke Antibiotika nehmen. D. h., die Intensität deiner Krankheit erfordert unterschiedliche Heilmittel.

Dies ist bei Emotionen ebenso. Eine leichte Unruhe erfordert ein anderes Heilmittel als eine Panik-Attacke. Ist logisch, oder? Verblüffenderweise wurde dies bislang nicht so gehandhabt. Die Idee, dass die Techniken an die Intensität der Gefühle angepasst werden sollten, ist in keiner Therapie oder keinem Ratgeber systematisch angewendet worden.

Dies ist die Neuerung dieses Buchs. Dies ist der revolutionäre Ansatz. Zum ersten Mal werden Psycho-Techniken systematisch verschiedenen Gefühls-Intensitäten zugeordnet. Dadurch sind die Techniken maßgeschneidert und wirken wesentlich besser.

Dazu ein Beispiel, damit du dir etwas darunter vorstellen kannst: Plagen dich unangenehme, aber leichte Unruhezustände, so empfehle ich dir die Technik Expansion. Das ist eine Akzeptanz-Technik. Hast du dagegen ausgewachsene Panik-Attacken, so verschreibe ich dir eine vorbeugende Technik, und zwar TheWork und eine akute Technik, und zwar die kraftvolle Anti-Panik-Atmung. Vorbeugend arbeitest du, sodass Panik erst gar nicht auftritt. Wenn sie aber doch entsteht, so kannst du erfolgreich die Anti-Panik-Atmung anwenden. Falsch wäre es, die Expansions-Technik bei Panik anzuwenden. Panik akzeptieren, ihr Raum zu geben – das ist fast unmöglich. Deswegen: verschiedene Intensitäten, verschiedene Techniken.

Welche Techniken du genau in welchen Situationen anwendest, kannst du in einer Tabelle nachschlagen, die ich eigens konzipiert habe. Einfacher geht's nicht.

Der Schlüssel: Leichte Emotionen werden mit leichten Techniken bekämpft, starke Gefühle mit starken Techniken. Logisch, oder?

Darüber hinaus ist das Buch durch **Methodenvielfalt** gekennzeichnet. Ich habe Psycho-Techniken aus allen möglichen Therapien und Ansätzen genommen. Mein einziges Kriterium war dabei: „Wie wirksam ist diese Technik?“ Du wirst in diesem Buch nur die absolut besten Techniken finden. Alle haben ihre Wirksamkeit bei hunderttausenden von Menschen bewiesen. Methodenvielfalt ist übrigens nicht selbstverständlich. Viele Ansätze beschränken sich auf ein paar wenige Techniken.

In diesem Buch lernst du ...

- Ein **brandneues Konzept**, was entscheidend ist, damit du deine Emotionen kontrollieren kannst. Dieses Konzept beruht auf der 20-jährigen Erfahrungen und Forschungen des Autors.
- Wie **Gefühlsprophylaxe** dich von starken negativen Emotionen befreit.

- Die überraschende Wahrheit, wie Emotionen entstehen.
- Den **5-Schritte-Friedens-Prozess,** das simple Rezept für inneren Frieden. Er zeigt dir Schritt-für-Schritt, welche Techniken du genau anwendest und wie lange.
- Eine einfache Technik, die moderne Psychotherapeuten und antike griechische Philosophen nutzen, um negative Gefühle erst gar nicht entstehen zu lassen.
- Wie du Stress, Sorgen und Ängste mit einer wissenschaftlich geprüften Technik in Sekunden auflöst.
- Eine spezielle, extrem kraftvolle **Anti-Panik-Atmung, mit der** du Panik garantiert in den Griff bekommst.
- Die **neue Generation der Gedankenstopp-Techniken** kennen. So stoppst du garantiert deine negativen Gedanken *sofort*.
- Wie du durch die revolutionäre **Sedona-Methode** deine negativen Emotionen in Sekunden loslässt. Diese Technik ist hunderttausendfach bewährt.
- Wie du mit der paradoxen Technik

der **Defusion** deinen inneren Kritiker austrickst.

- Kaum bekannte, Kraft-Taktiken und Tricks gegen Depressionen.
- Wie du dein Wut-Monster durch 2 einfache Tricks zu einem schnurrenden Kätzchen werden lässt.

... und vieles mehr.

Emotionale Intelligenz – eine Gebrauchsanleitung

In diesem Buch geht es um emotionale Intelligenz. Dieses Konzept wurde von *Daniel Goleman* mit seinem Buch *EQ. Emotionale Intelligenz* weltberühmt gemacht.

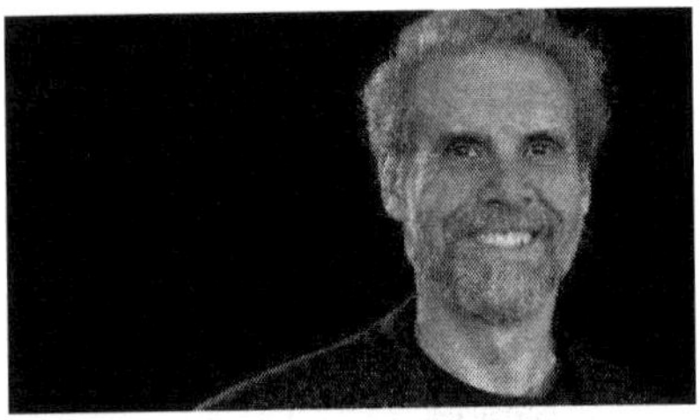

***Emotionale Intelligenz** beschreibt die Fähigkeit, eigene und fremde Gefühle (korrekt) wahrzunehmen, zu verstehen und zu beeinflussen.*

In diesem Buch geht es vor allem um eigene Gefühle. Du wirst lernen deine eigenen Gefühle korrekt wahrzunehmen, zu verstehen und zu kontrollieren. Erstaunlicherweise ist es so, wenn wir einen guten Kontakt zu unseren eigenen Gefühlen haben, können wir die Gefühle anderer ebenfalls sehr gut wahrnehmen. Das ist sozusagen eine automatische Nebenwirkung. Im nächsten Kapitel geht es darum, unsere Gefühle zu verstehen.

Dieses Buch ist eine Gebrauchsanleitung. Wir kommen direkt zum Punkt. Probleme und Herausforderungen werden ohne Umwege direkt gelöst. Du wirst hier viele, sehr wirksame Techniken finden, die dir unmittelbar Erleichterung verschaffen. Dieses Buch ist sie weniger zur Unterhaltung als dazu gedacht, deine Herausforderungen zu meistern.

Mein redseliger Darth Vader

Meine Tante Dorothea redete viel. Sie war etwas dicklich und ich kannte sie nur mit grauem Haar, welches sie als Dauerwelle trug. Sie sah aus wie Miss Doubtfire. Ich kann mich erinnern, als ich noch klein war – vielleicht acht oder neun Jahre. Ich sitze auf unserem großen, braunen Sofa und lehne mich an sie. Sie redet über etwas, ich glaube, es war ihre Nachbarin. Es war gemütlich und unter dem Schwall ihrer Worte schlief ich ein. Nach ca. einer halben Stunde wachte ich auf, sie redete noch immer. Meine Tante Dorothea hatte gar nicht bemerkt, dass ich eingeschlafen war. Es war ihr wohl nicht so wichtig, ob ich zuhörte, sie wollte einfach nur erzählen.

Meine Tante Dorothea erinnert mich an die Stimme in meinem Kopf. Die quasselt nämlich ebenfalls ohne Punkt und Komma. Wir haben etwa 80.000 Gedanken täglich. Das heißt, jede Sekunde schwirrt ein neuer Gedanke durch unseren Kopf. Das blöde ist, die meisten Gedanken, die wir haben, sind negativ. Die Stimme in unserem Kopf beschimpft uns, setzt uns herab und macht uns Angst. "Du bist nicht gut genug!" ist einer seiner Lieblingssätze. Wir haben also einen Schurken in unserem Kopf, der außerordentlich geschwätzig ist.

Habe ich schon erzählt, dass ich ein großer Star Wars Fan bin? Der Erzgauner, der Oberschurke ist Darth Vader. Die Stimme in meinem Kopf ist redselig wie Tante Dorothea und manchmal gemein wie Darth Vader. Ich habe also einen redseligen Darth Vader in meinem Kopf! Mein redseliger Darth Vader kritisiert ständig an mir rum und sagt mir, was alles schiefgehen wird.

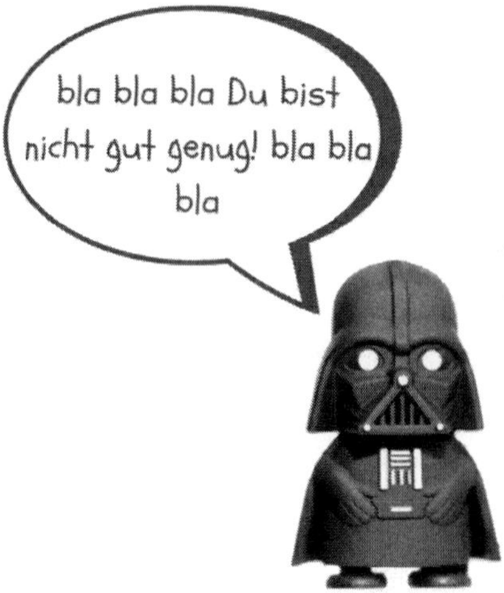
bla bla bla Du bist nicht gut genug! bla bla bla

Mit so einem geschwätzigen *Darth Vader* ist das Leben nicht leicht. Erstaunlicherweise haben wir alle eine Stimme im Kopf, die uns nicht sonderlich wohlgesonnen scheint.

„Es war in diesem Moment, ich lag nachts im Bett, als ich erstmals realisierte, dass die Stimme in meinem Kopf – der ständige Kommentar, der mein Bewusstsein dominierte, seitdem ich denken kann – eine Art Arschloch war."

Dan Harris

Besser hätte ich es nicht sagen können: Die Stimme im Kopf ist eine Art Arschloch. Diese Stimme macht uns das Leben schwer: Sie malt Schreckensszenarien und verkündet, was für ein Versager wir doch sind. Jetzt kommt das aller tollste: Der redselige Darth Vader meint es gut. Er will mir gar nichts Böses, nein, er will mich schützen. Schauen wir uns das näher an:

1. Negative Gefühle sind wichtig fürs Überleben: Unserem Gehirn geht es nicht darum, dass wir uns gut fühlen, nein, wir sollen überleben. Unser Hirn ist ein Überlebensexperte. Unsere Vorfahren hatten ständig mit Gefahren zu kämpfen: Hunger, wilde Tiere und Unfälle. Unsere Vorfahren konnten jederzeit von einem Tiger angegriffen werden. Unser Gehirn musste auf der Hut sein: Jedes noch so kleinste Anzeichen wurde daraufhin überprüft, ob es eine Bedrohung darstellte. Lieber eine harmlose Situation als gefährlich einschätzen, als einen gefährlichen Umstand als sicher. Unser Gehirn sucht also geradezu nach Gefahren – früher war das überlebenswichtig, heute ist es überflüssig. Unsere Welt ist recht sicher, wir sterben eher an Altersschwäche als an einem Tigerangriff.

Das heißt also, mein redseliger Darth Vader ist paranoid. Er sieht ständig Bedrohungen, die es gar nicht gibt. Er meint es aber gar nicht böse.

2. Signal: Ein anderer Aspekt ist, dass Emotionen Signale sind. Angst sagt uns beispielsweise, dass in der Zukunft etwas schief zu gehen droht. Vielleicht müssen wir eine Rede halten, sind aber noch nicht ideal vorbereitet. Wir sollten also unsere negativen Gefühle nicht einfach abtun, sondern auch schauen, ob sie uns etwas Sinnvolles mitteilen können.

3. Gefühle sind immer neutral: Eine interessante Theorie besagt, dass (negative) Gefühle für sich gesehen, neutral sind. Erst durch unsere Etikettierung werden sie als unangenehm empfunden. Sehen wir uns dieses Argument an einem Beispiel an:

Sebastian muss eine Rede halten – er hat Angst. Dies äußert sich in einem beschleunigten Herzschlag und anderen Körperempfindungen. Seit wann aber ist ein schnellerer Herzschlag etwas Schlechtes? Angst ist von den Körperempfindungen dem Gefühl der Erregung sehr ähnlich. Sebastian fügt diesen Körperempfindungen das Etikett „Angst" hinzu. Jemand anderes würde dieselben Körperempfindungen wahrscheinlich als Erregung interpretieren.

Warum gibt es so viele Leute, die gerne Fallschirmspringen oder Bungee-Jumping betreiben? Weil für sie die Angst etwas Positives ist. Es macht sie lebendig! Wenn wir von der Etikettierung „Angst" oben absehen, so bleiben Körperempfindungen übrig. Körperempfindungen für sich sind nichts Negatives, sondern neutral.

Dieses Argument ist interessant. Es hilft, negative Gefühle zu akzeptieren. Wenn negative Gefühle auftauchen, sollten wir uns auf die Körperempfindungen konzentrieren und nicht auf die dazugehörigen negativen Gedanken. Warum? Weil die Körperempfindungen selbst für sich gesehen nicht negativ sind. Erst durch die dazugehörigen negativen Bewertungen wird das Ganze als negativ und unangenehm empfunden.

So, jetzt habe ich eine kleine Lanze für meinen redseligen Darth Vader gebrochen. Er ist also gar nicht so ein Bösewicht, wie alle behaupten. Trotzdem nervt seine ständige Negativität. Und die gute Nachricht ist, wir können etwas dagegen tun. Wie wir unseren redseligen Darth Vader in den Griff bekommen, darum geht es in diesem Buch. Wir werden lernen, unsere Emotionen zu kontrollieren. Der entscheidende Ansatzpunkt hierfür ist, dass wir die negative Stimme in unserem Kopf zähmen. Oder ihr wenigstens nicht glauben.

Die schlechte Nachricht

Wie du vielleicht weißt, bin ich Professor. Ein Thema, welches ich in meinen Vorlesungen vorstelle, ist die Glückswissenschaft. Dabei geht es, wie der Name schon sagt, darum glücklich zu sein und zu werden. Vor paar Semester erörterte ich gerade dieses Thema, als ein Student tönte: „Herr Beeker, ich werde Sie ab jetzt beobachten!“ Ich fragte: "Warum? Muss ich Angst haben?“ Er entgegnete: "Wenn ich Sie mit einem schlechten Gefühl erwische, dann werde ich es weitererzählen!“

Das ist ein Missverständnis. Kein Mensch auf dieser Welt kann immer wohlgelaunt und glücklich sein. Noch nicht einmal der *Dalai Lama*. Der Versuch immer gut gelaunt zu sein, ist stressig. Dies hat *Russ Harris* in seinem berühmten Buch: „Wer dem Glück hinterherläuft, rennt daran vorbei“ hervorragend beschrieben. Wenn wir das Glück festhalten wollen, entflieht es uns. Es ist nicht möglich, immer gut gelaunt zu sein. Das Leben ist ein Auf und Ab. Wir können es nicht kontrollieren. Wir werden Schmerzen haben, krank werden und sterben. Andere Schicksalsschläge werden uns ereilen. Wir werden Angehörige verlieren, vielleicht einen Unfall haben oder wir verlieren unsere Arbeit. Das Leben hält leider unzählige Möglichkeiten bereit, die uns in schwierige Situationen bringen.

Versuchen wir dies zu akzeptieren, akzeptieren wir, dass unangenehme Gefühle zum Leben gehören. Das macht es gleich viel leichter. Jeder hat unangenehme Gefühle. Der Versuch, immer gut gelaunt zu sein, führt nur zu noch mehr Leid. Der Harvard-Professor *Tal Ben-Shahar* bezeichnete dies als "die Erlaubnis, Mensch zu sein". Erlaube dir, menschlich zu sein. Versuchen wir nicht, immer gut gelaunt zu sein. Das macht uns nur unnötigen Stress. Wenn wir traurig sind, weil ein Angehöriger gestorben ist, so ist das natürlich. Dieses Gefühl hat ein Recht, da zu sein. Wenn wir nun den Glaubenssatz haben, dass wir immer gut gelaunt sein müssten, so führt, dass nur dazu, dass wir uns noch schlechter fühlen: Zur Traurigkeit kommen nun auch noch Selbstvorwürfe hinzu.

Unsere Gesellschaft fördert dies. Positive Gefühle kann man zeigen, negative Gefühle nicht. Die Gesellschaft sagt uns: "Du sollst gut gelaunt sein!" Wenn du schlecht gelaunt bist, stimmt etwas nicht mit dir. Das ist natürlich Unsinn. Lassen wir uns davon nicht beeinflussen. Wir haben ein Recht auf unsere negativen Gefühle.

Trotzdem ist es möglich, unser Leiden wesentlich zu vermindern. Der *Dalai Lama* ist eben doch zufriedener als ein Durchschnittsmensch. Er wendet kluge Techniken an und kann somit vielen Stürmen des Lebens friedvoll begegnen. In diesem Buch lernst du die besten Techniken, damit du auch gelassen wie der *Dalai Lama* durchs Leben gehen kannst.

Das fehlende Glied: wie Emotionen entstehen

Schauen wir uns an, wie Emotionen entstehen. Übrigens, ich mach's nicht unnötig kompliziert: Ich benutze die Begriffe „Gefühle“ und „Emotionen“ synonym. Zurück zum Thema: Wie entstehen Emotionen? Dazu muss ich etwas ausholen: Die meisten gehen davon aus, dass Ereignisse unsere Gefühle auslösen. Ich habe den Job nicht bekommen und bin deswegen enttäuscht. Mein Chef hat mich kritisiert, deswegen bin ich verletzt und ärgerlich. Mein Freund hat mich betrogen, also bin ich verletzt und wütend. Diese Liste können wir unendlich fortsetzen. Ist es aber wirklich so? Die klare Antwort ist: Nein! Es sind die Gedanken, die wir zu einem bestimmten Ereignis haben, die unsere Gefühle triggern. Schon vor 2000 Jahren erkannte der ehemalige Sklave und große Philosoph *Epiktet*:

„Es sind nicht die Dinge selbst, die uns beunruhigen, sondern die Vorstellungen und Meinungen von den Dingen.“

Epiktet wurde 50 n. Chr. geboren. Er war Sklave in Rom. Das Leben als Sklave war sehr unsicher: Er musste ständig befürchten, geschlagen oder sogar getötet zu werden. So ließ sein Herr ihm das Bein zertrümmern. Seitdem hinkte *Epiktet*. Ein solches Leben ertragen zu können, war eine Herausforderung. Zum Glück hatte *Epiktet,* als er noch Sklave war, Zugang zu den *stoischen* Lehren. Der Stoizismus ist eine Philosophierichtung und bekannt dafür, dass seine Philosophen jederzeit gelassen sind. So erkannte *Epiktet,* dass er auch als Sklave glücklich sein könne, da nicht die Ereignisse selbst ihn leiden ließen, sondern seine Einstellungen und Glaubenssätze dazu. Später wurde *Epiktet* freigelassen und gründete eine eigene Philosophenschule. Er gilt als einer der größten und einflussreichsten Stoiker.

Nicht die Ereignisse selbst lassen uns leiden, sondern unsere Einstellungen und Überzeugungen dazu.

Ist das gut oder schlecht? Es ist großartig! Es bedeutet, dass wir unabhängig von den äußeren Ereignissen sind. Falls du deine Arbeit verlierst, kannst du trotzdem glücklich sein. Macht dein Partner mit dir Schluss, kannst du gleichwohl zufrieden sein. Du musst nur deine Einstellungen und Gedanken ändern. Dies ist viel leichter, als die Ereignisse zu ändern. Es ist sehr schwierig, deinen Partner dazu zu bewegen, eure Beziehung fortzusetzen. Deine Einstellung dazu zu ändern, ist dagegen leicht. Dies ist die Grundlage der *kognitiven Verhaltenstherapie (CBT)*. Sie ist eine sehr wirkungsvolle Therapieform:

„Die kognitive Verhaltenstherapie ist die zeit- und kosten effektivste Psychotherapie gegen Depressionen und Ängste." – Dr. Andrew Weil

D. h. also negative Gedanken lösen negative Emotionen aus. Das ist aber noch nicht alles. Es gibt noch ein weiteres Glied in der Kette, welches häufig nicht beachtet wird. Es ist die **Fusion**. Dies bedeutet, dass wir unseren negativen Gedanken glauben und sie für wichtig nehmen. Die Fusion ist von zentraler Bedeutung, damit das negative Gefühl entstehen kann. Glauben wir nämlich unseren Gedanken einfach nicht, so entstehen keine negativen Gefühle. Wenn ich also denke: „Ich bin ein Versager!", aber ich glaube das einfach nicht, dann bin ich davon unberührt – es entsteht kein negatives Gefühl. Das Problem ist nämlich, wir können unser Denken nicht abschalten. Wir können unser Denken verlangsamen, dies geschieht beispielsweise in der Meditation, aber unser Denken wird immer da sein. Gedanken kommen und gehen – wie Ebbe und Flut. Der entscheidende Punkt ist also: Wie gehe ich mit meinen negativen Gedanken um?

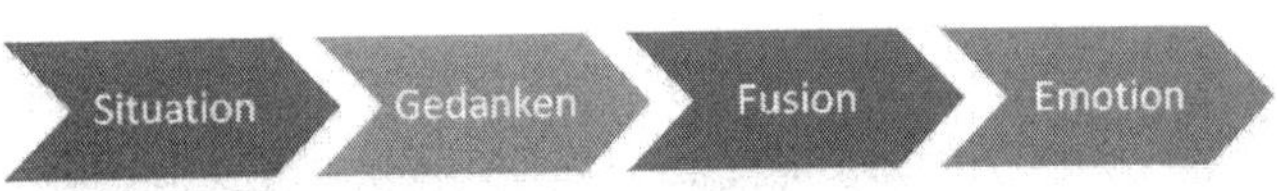

Die Abbildung zeigt diese Kausalkette:

- Zuerst haben wir die auslösende Situation. Etwa unser Chef kritisiert uns.
- Nun kommen unsere Gedanken und Einstellungen zu dieser auslösenden Situation. Wir denken: „Mein Chef ist so ein Arsch! Ich habe doch alles gut gemacht! Warum kritisiert er mich? Er kann mich nicht leiden! Das ist so unfair! Ich werde es hier nie zu etwas bringen." Solche negativen Gedanken, würden zu negativen Gefühlen führen, wenn nicht noch ein Zwischenschritt wäre:
- Bei der Fusion glauben wir unseren Gedanken. Wir glauben, dass unser Chef uns unfair kritisiert. Wir glauben, dass er ein Arsch ist. Wir können uns aber auch entscheiden, diese negativen Gedanken nicht ernst zu nehmen. Wenn wir das schaffen, nennen wir dies **Defusion**. D. h. Gedanken und Gefühle fusionieren nicht.
- Letzter Schritt in der Kausalkette ist die Emotion. Wir haben negative Gedanken, wir glauben ihnen, und es entsteht ein Gefühl des Ärgers oder der Frustration.

In diesem Prozess können wir hauptsächlich an den beiden mittleren Bausteinen tätig werden. Es ist sehr schwierig, unsere äußere Situation immer im Griff zu haben. Wir können leider nicht verhindern, dass unser Chef uns kritisiert, unser Partner uns beleidigt oder dass wir krank werden. Wir können aber daran arbeiten, dass wir zu bestimmten Situationen eine bessere Einstellung bekommen. Wir können unsere negativen Gedanken durch wahre Gedanken ersetzen. Die zweite Möglichkeit besteht darin, dass wir defusionieren. Wir lassen also negative Gedanken zu, glauben sie aber einfach nicht. Wir setzen also am dritten Baustein an. Alle Techniken in diesem Buch sind extrem wirkungsvoll und setzen entweder am zweiten oder dritten Glied an.

Die wichtigsten Punkte in Kürze

- Das Revolutionäre an diesem Buch ist, das systematisch verschiedene Techniken verschiedenen Gefühlsintensitäten zugeordnet werden. Dadurch sind die Techniken, die dir empfohlen werden, maßgeschneidert und sehr wirkungsvoll.
- Darüber hinaus hat das Buch viele andere Merkmale, wie Methodenvielfalt und den 5-Schritte-Friedens-Prozess, die dir erlauben, besonders effektiv Emotionen zu kontrollieren.
- Die Stimme in unserem Kopf macht uns das Leben schwer. Sie redet ununterbrochen, wir haben etwa einen Gedanken pro Sekunde. Leider sind die meisten Gedanken negativ.
- Negative Gedanken führen nur dann zu negativen Emotionen, wenn wir ihnen glauben. Dies wird Fusion genannt.
- Um unsere Emotionen zu kontrollieren, können wir also an unseren negativen Gedanken arbeiten oder wir können daran arbeiten, nicht zu fusionieren.

MEINE GESCHICHTE: ICH WAR EIN HYPOCHONDER

„99 % aller Dinge, um die du dich sorgst, werden nie passieren!" – Anonym

„Laura!", rief ich mit schriller Stimme: „Komm schnell her!"

Mein Herz klopfte, meine Handflächen waren eiskalt.

Laura bog gemächlich um die Ecke: „Was ist?" Sie war meine damalige Freundin. Laura war groß und hatte lange, brünette Haare. Unter ihrem Pony funkelten lustige, temperamentvolle

Augen.
„Ich habe Krebs!“, keuchte ich mit erstickter Stimme.
„Schon wieder?“, entgegnete Laura unbeeindruckt.
„Hey, was soll das? Es ist wahr! Fühl man hier an meinem Kehlkopf!“, krächzte ich empört, über ihre Gelassenheit in Anbetracht meines nahenden Todes. Ich war Ende 20 und Hypochonder. Ich war fast 2 m groß und hatte mir aus Frust einen kleinen Bauch angefressen. Zur damaligen Zeit war Krebs meine Hauptangst. Ständig fühlte ich meinen Körper ab, ob da nicht eine Beule oder ein Knubbel zu finden sei. An diesem Morgen hatte ich meinem Kehlkopf abgetastet und eine kleine Erhöhung verspürt. Das musste Kehlkopfkrebs sein! Davon war ich fest überzeugt.
Laura tastete demotiviert an meinem Kehlkopf: „Ich spüre nichts“, meinte sie und unterdrückte ein Gähnen.
„Doch, doch! Da ist etwas, ich habe es deutlich gespürt!“, krakelte ich. Tatsächlich war da eine kleine Schwellung an meinem Kehlkopf.
„Dann geh doch zum Arzt, wenn du unsicher bist“, entgegnete Laura rational.
Ich dachte darüber nach und kam nach einer objektiven und gewissenhaften Analyse der Situation zu dem Ergebnis:
„Nein, nein, nachher entdeckt der Arzt noch, dass ich wirklich Krebs habe. Das wäre furchtbar. Nein, ich gehe nicht zum Arzt. Ich warte besser

ab."
Laura verdrehte die Augen: „Lass uns frühstücken, ich habe einen Bärenhunger."
„Ich kann jetzt nichts essen", meinte ich dramatisch.
„O. k., bis gleich", flötete Laura und spazierte aus dem Zimmer.

Wenn du meinst, dass diese Episode damit zu Ende gewesen sei, weit gefehlt. Ich verbrachte die nächsten Monate damit, ständig meinen Kehlkopf abzutasten. Jedes Mal, wenn ich dies tat, kamen mir Horror Gedanken: *Das ist ein Tumor. Er war doch größer als gestern, oder? Ich werde bestimmt bald sterben. Ich sollte mein Testament machen.* Viele Monate vergingen ich so, ich litt und Angst war mein ständiger Begleiter.

Doch dann änderte sich alles. Es kam unerwartet, sowie das Leben nun mal ist. Ich kann mich heute noch genau an diesen Tag erinnern: Es war Herbst, die Blätter hatten sich braun und gelb gefärbt, aber es war nicht kühl. Ich war gerade auf dem Weg zu meiner Lieblingsbuchhandlung. Es war ein kleiner Laden vollgestopft mit Büchern. Am Rand eine kleine Theke, auf der eine Kasse thronte und dahinter saß der Buchhändler, wie ein überdimensionierter Maulwurf. Er hatte winzige Augen und eine dicke Nickelbrille balancierte auf einer kleinen, spitzen Nase. Ich trat in den Laden, eine Glocke ertönte. Der Buchhändler sah nicht auf: „Wie geht's dir,

Detlef?" „Woher weißt du, dass ich es bin?", erwiderte ich erstaunt: Mir geht's nicht so gut", jammerte ich: „Du weißt ja, dieser Krebs."
„Ja, ja, sieh dich einfach um", meinte der Buchhändler unbeeindruckt.
Empört über sein Desinteresse meinem Schicksal gegenüber, stiefelte ich zu dem schiefen Regal, in dem die Bücher über Psychologie und Ratgeber versammelt waren. Ich stand schon oft vor diesem Regal, aber nie hat mich eins der Bücher angesprochen.
„Hä, ist das Buch neu?", rief ich dem Buchhändler zu. Mir stach ein neues Buch ins Auge *Training der Gefühle* hieß es und es war von Albert Ellis. Ich zog das Buch aus dem Regal: *Wie sie sich hartnäckig weigern, unglücklich zu sein,* lautete der Untertitel. Ich dachte, *hmm, ich bin unglücklich! Das passt!* Neugierig schlug ich das Buch auf. Ich fing an zu lesen.
„Interessant", murmelte ich vor mich hin. Ich las weiter, ich konnte gar nicht aufhören, Seite um Seite blätterte ich um.
„Das Buch scheint gut zu sein." Der Buchhändler stand direkt neben mir. Ich hatte ihn nicht kommen hören.
Erschrocken wirbelte ich herum: „Ja, äh, hmm, ja", stotterte ich.
„Du stehst nun schon seit 2 Stunden vor diesem Regal und liest das Buch", meinte der Buchhändler sanft.
„Echt? So lange stehe ich schon hier?", meinte ich

ungläubig. Das Buch hatte mich wirklich in den Bann gezogen. Es ging darum, dass unsere Gedanken und Glaubenssätze unsere negativen Gefühle auslösen und nicht was passiert. Es war also nicht diese Schwellung, dieser kleine Knubbel an meinem Kehlkopf, der mich ängstigte, sondern meine Gedanken dazu. Das war ungeheuer, es traf mich wie ein Blitz. Ich kaufte das Buch und rannte nach Hause. An diesem Abend las ich das ganze Buch durch. Es enthielt viele Übungen und Reflexionen. Unter uns, ich kann manchmal ziemlich bequem sein, aber zu diesem Buch machte ich alle Aufgaben und Übungen. Schnell erkannte ich, dass ich ganz schön verkorkst war und dass es in meinem Kopf von irrationalen Gedanken nur so wimmelte und laut Albert Ellis führen irrationale Gedanken zu negativen Gefühlen.

Das Buch brachte eine Wende in meinem Leben. Ich bin Albert Ellis sehr dankbar, dass er dieses Buch geschrieben hat. Es war nicht immer einfach, mit diesem Buch zu arbeiten. Sich seiner Glaubenssätze bewusst zu werden ist oft befreiend, kann aber auch schmerzhaft sein. In den nächsten Wochen befasste ich mich viel mit diesem Buch und machte gute Fortschritte. Ich gewann immer mehr inneren Frieden. Nach drei Wochen war ich so weit, dass ich Laura entschlossen verkündete:
„Morgen werde ich einen Termin beim Arzt ma-

chen."

Laura schaute mich mit großen Augen verwundert an: „Echt? Super! Ich komme mit dir."

Ein paar Tage später gingen wir gemeinsam zum Arzt, ich war nervös. Um es kurz zu machen, es war kein Krebs. Ich hätte mir die ganzen Monate völlig unnötig Sorgen gemacht.

Ich fing an, andere Selbsthilfebücher zu lesen, nein, zu verschlingen. Es war unglaublich, man konnte etwas gegen seine Sorgen und Ängste machen. Von da an gab es kein Halten mehr. Ich las, besuchte Workshops, fing an zu meditieren und schlussendlich verdiente ich meine Brötchen damit. Ich entdeckte einige sehr effektive Methoden, von denen du ein paar in diesem Buch kennenlernen wirst.

Hätte ich diese Angst vor Krebs vor vielen, vielen Jahren nicht gehabt, so gäbe es dieses Buch, in dem du jetzt gerade liest, wohl nicht. Übrigens, die Technik von Albert Ellis habe ich in etwas verbesserter Version auch in diesem Buch untergebracht. Du findest sie in dem Kapitel „Wie du sehr intensive Emotionen kontrollierst".

TEIL 2: ÄNGSTE BEWÄLTIGEN

„Angst liegt nie in den Dingen selbst, sondern darin, wie man sie betrachtet.“– Anthony de Mello

In diesem Teil ...

- Ängste haben auch etwas Gutes.
- Der Premium-Werkzeugkasten: die besten Allroundtechniken gegen negative Emotion.
- Die Emotions-Matrix: wie du ganz einfach die richtige Technik für dich findest.
- Panik ist anders als Unruhe: die passende Technik für jede Intensität.
- Happines-Tapping: High End Technik der energetischen Psychologie.
- Mit dem 5-Schritte-Prozess zu innerem Frieden.

- Bonus-Techniken, damit Ängste auch wirklich weggehen.

Unser Hirn ist ein Angsthase

Die schlechte Nachricht: Unser Gehirn ist ein Angsthase. Wir haben noch immer das gleiche Gehirn wie unsere steinzeitlichen Vorfahren vor 350.000 Jahren. Damals war Angst überlebenswichtig. Als Steinzeitmensch konnte man zwei Arten von Fehlern machen:

1. Eine ungefährliche Situation oder als gefährlich eingeschätzt.
2. Eine gefährliche Situation wurde übersehen

Der erste Fehler war harmlos. Der Steinzeitmensch hatte Angst, aber es passierte nichts. Der zweite Fehler dagegen war fatal. Der Steinzeitmensch übersah etwa einen Säbelzahntiger und wurde getötet. Das heißt, es überlebten die Steinzeitmenschen, die möglichst vorsichtig waren bzw. viel Angst hatten. Je ängstlicher, desto höher waren die Chancen zu überleben. Die unvorsichtigen wurden nach und nach dezimiert. Wir sind also die Nachfahren der Angsthasen-Steinzeitmenschen unser Gehirn ist auf

Angst programmiert. Deswegen wundere dich also nicht, wenn du Angst hast. Es ist das Erbe deiner steinzeitlichen Vorfahren.

Angst kann eine Vielzahl von Ausdrucksmöglichkeiten haben. Es reicht von leichter Unruhe bis hin zu Panik. Es gibt generalisierte Angststörungen oder Phobien, wie etwa eine Spinnen-Phobie. All diese Angstvarianten werden in diesem Buch unter dem Begriff „Angst" gefasst. Angst ist ein sehr unangenehmes Gefühl, sodass wir die starke Tendenz haben, es vermeiden zu wollen. Dadurch kann es passieren, dass wir uns selbst immer mehr einengen, da wir angstbesetzte Situationen vermeiden möchten.

Sehen wir uns aber erst einmal die positive Seite der Angst an, bevor wir zu dem Friedensprozess kommen. Wie es gibt auch eine positive Seite der Angst? Ja! Jedes Gefühl hat auch ein Signal. Angst sagt dir: „In der Zukunft wird etwas Negatives passieren." Die Angst gibt dir also ein Signal, dass du dich um dich selbst oder um deine Angehörigen kümmern solltest. Angst ist ein Hinweis, dass du etwas tun solltest. Wenn du also eine Form von Angst verspürst, so überlege, ob an diesem Signal etwas dran sein könnte. Hast du etwa eine Prüfung, und bist du schlecht vorbereitet? Oder musst du eine Rede halten, und hast nur noch wenig Zeit sie einzuüben? Dieses Signal, sollte immer beachtet werden.

KAPITEL 1: DER PREMIUM-WERKZEUG-KASTEN

"Auch der stärkste Mann schaut einmal unters Bett." – Erich Kästner

In diesem Kapitel ...

- Die besten Techniken für jede Gefühls-Intensität.
- Expansion für leichte Gefühle, wie Unruhe oder Sorgen.
- Die geniale 4-7-8-Atmung und die Defusions-Techniken für Ängste.
- Der Gedankenstopp-Turbo „die Löschtaste“ und die berühmte Sedona-Methode gegen stärkere Ängste.

- Prophylaktisch Vorgehen gegen Panik: The Work und Happiness-Tapping

Nun geht's ans Eingemachte: Ich werde dir sorgfältig ausgewählte Techniken und Methoden gegen Sorgen, Ängste und Panik vorstellen. Dazu ein wichtiger Hinweis: die Techniken und Methoden sind so ausgewählt, dass du sie nicht nur gegen Ängste, sondern auch gegen jegliche negativen Gefühle anwenden kannst. Das funktionierte deswegen, weil alle negativen Gefühle eins gemeinsam haben, und zwar das sich auf negativen Gedanken beruhen. Alle Methoden, die du hier findest, dienen der Gedanken-Kontrolle, die einzige Ausnahme bildet das Happiness-Tapping. Dazu aber später mehr. Das bedeutet, dass dieser Premium-Werkzeugkasten auch bei den anderen hier beschriebenen negativen Emotionen wirkt, wie bei Depressionen und Ärger. Du findest in den folgenden Seiten die besten und bewährtesten Techniken. Das Besondere, die Techniken sind nach Intensität geordnet.

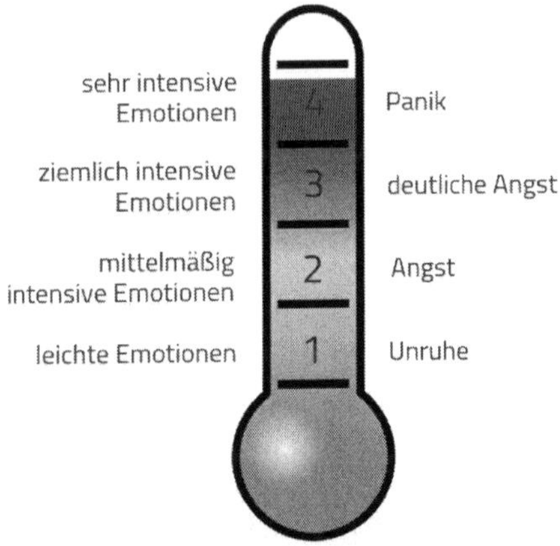

Denn wenn du Panik hast, solltest du sicherlich andere Techniken anwenden, als wenn du einfach nur unruhig bist. In diesem Buch ist die Intensität der Emotionen in vier Stufen eingeteilt.

Wie störend ein negatives Gefühl ist, hängt von zwei Faktoren ab:

1. Intensität: D. h. wie intensiv oder stark ist das Gefühl? Nehmen wir das Beispiel „Angst". Die Intensität kann leicht sein. Das bedeutet, es ist nur eine Unruhe zu spüren. Die Intensität kann aber auch maximal sein, das wäre dann Panik. In diesem Buch benutzen wir eine Skala von 0 bis 4. Null bedeutet, dass überhaupt kein negatives Gefühl da ist. Bei vier ist das Gefühl sehr intensiv.

0 = kein negatives Gefühl bemerkbar

1 = leicht intensiv, z. B. Unruhe

2 = mittelmäßig intensiv, z. B. Angst

3 = ziemlich intensiv, z. B. deutliche Angst

4 = sehr intensiv, z. B. Panik

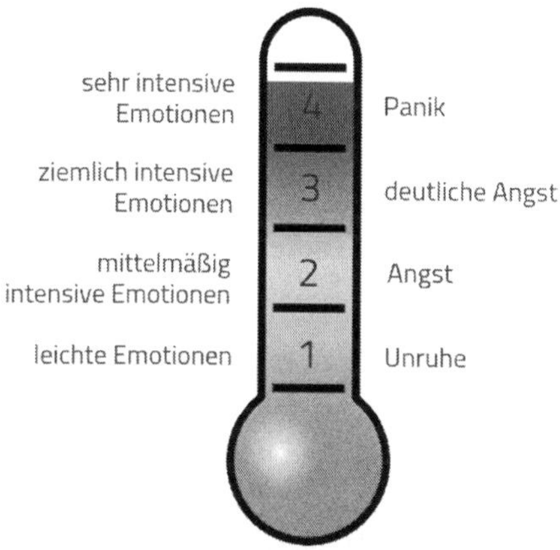

Die Abbildung verdeutlicht die vier Intensitätsstufen.

2. Häufigkeit: Dies ist der zweite wichtige Einflussfaktor. Je häufiger ein unangenehmes Gefühl auftritt, desto mehr wird unser Leben davon beeinträchtigt. Die Skala, die in diesem Buch zugrunde gelegt wird, geht von „selten" bis hin zu „ständig".

selten = mehrmals wöchentlich

gelegentlich = mindestens einmal pro Tag

oft = mehrmals /häufig pro Tag

ständig = mehrmals stündlich

Diese Angaben sind allerdings nur Richtwerte. Was wir als „selten“ empfinden, ist letztlich subjektiv und hängt auch von der Art der Emotion ab. Eine Panikattacke wird als störender empfunden, auch wenn sie nur einmal pro Woche auftritt, als zum Beispiel ein Wutausbruch. Deswegen sind die Häufigkeits-Angaben nur Richtwerte. Letztlich zählt dein subjektives Empfinden. Trotzdem empfehle ich, dass du dich erst einmal an die Angaben hältst – sie haben sich bewährt.

Es ist einleuchtend, dass wir andere Techniken wählen, je nachdem, ob ein Gefühl leicht oder sehr intensiv ist und wie häufig es auftritt. Wir müssen eine andere Medizin nehmen, wenn wir einen leichten Reizhusten, als wenn wir eine Lungenentzündung haben. Erstaunlicherweise wurde dies noch in keinem Therapieansatz oder anderen System systematisch berücksichtigt. In diesem Buch werden erstmalig systematisch Techniken verschiedenen Häufigkeiten und Intensitäten zugewiesen.

Im Folgenden fangen wir an mit leichten Ängsten, wie Sorgen oder Unruhe. Wie du die Techniken anwendest und auswählst, damit befassen wir uns im darauffolgenden Kapitel.

Intensität 1: Wie du leichte Emotionen, wie Unruhe, kontrollierst

In diesem Abschnitt befassen wir uns mit leichten Emotionen, wie zum Beispiel „Unruhe".

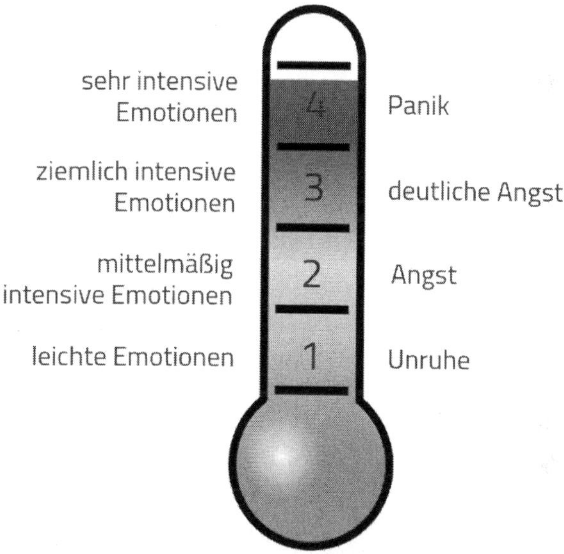

Die Technik „Expansion" ist vor allem geeignet, um leicht unangenehme Emotionen in den Griff zu bekommen. Diese Technik stammt aus der *ACT* (Acceptance and Commitment Therapy). Es ist eine Technik der Akzeptanz. Der Begriff „Expansion" deutet darauf hin, dass wir dem unangenehmen Gefühl Raum geben. Wir wehren uns also nicht gegen dieses Gefühl, sondern im Gegenteil geben ihm Raum. Ein Gefühl zu akzeptieren, ist eine essenzielle Fähigkeit. Je mehr negative Gefühle wir akzeptieren können, desto mehr sind wir im Frieden. Das bedeutet, das negative Gefühl ist da, stört uns aber nicht.

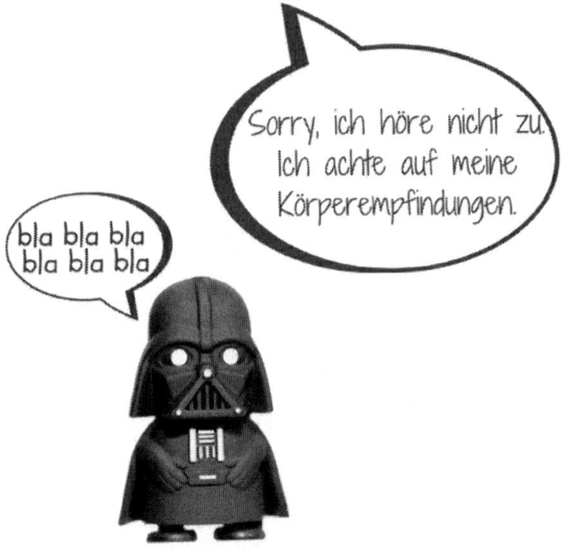
bla bla bla
bla bla bla
Sorry, ich höre nicht zu.
Ich achte auf meine
Körperempfindungen.

Wie schaffen wir es, ein negatives Gefühl zu akzeptieren? Der Trick ist, dass wir nicht auf unseren redseligen Darth Vader hören, sondern stattdessen auf unsere Körperempfindungen achten. Warum machen wir das? Dazu muss ich etwas ausholen. Eine Emotion besteht aus zwei Bausteinen:

- Die auslösenden und begleitenden negativen Gedanken.
- Die entsprechenden Körperempfindungen.

Schauen wir uns ein Beispiel an: Lara macht sich Sorgen um ihr Kind. Es hat leichtes Fieber und Husten. Der redselige Darth Vader in ihrem Kopf flüstert ihr ein: „Das Fieber wird steigen! Sie wird eine Lungenentzündung bekommen. Passt ja auf!" Bei solch' negativen Gedanken ist es kein Wunder, dass sich Laras Sorgen verstärken. Sie spürt die Sorge durch ein flaues Gefühl im Magen, einem unruhigen Empfinden in der Körpermitte und schwitzige Handflächen.

An diesem Beispiel sehen wir gut, wie negative Emotionen ablaufen. Negative Gedanken lösen entsprechende Körperempfindungen aus. Diese zusammen machen die Emotion aus. Lara hat ein flaues Gefühl im Magen usw. Die negativen Gedanken gehen weiter und solange wir ihnen zu hören, verstricken wir uns in diese Geschichte. Deswegen ist es gut, auf unsere Körperempfindungen zu achten. Auch wenn diese vermeintlich negativ sind, so sind es einfach nur Körperempfindungen. Unser Körper ist immer im Hier und Jetzt. Unsere Gedanken sind immer woanders. Auf unseren Körper zu achten, erdet uns und bringt uns weg aus dieser negativen Geschichte, die wir uns erzählen.

Wir achten nicht nur auf unsere Körperempfindungen, nein, wir gehen noch einen Schritt weiter. Wir geben ihnen Raum. Bei leichten Gefühlen ist das in der Regel nicht schwer. Eine Unruhe tritt auf, wir geben ihr Raum, und das war's schon. Normalerweise verschwinden Gefühle, denen wir wirklich Raum geben, schnell. Nur wenn wir gegen sie ankämpfen, bleiben sie. Das Problem: Unsere natürliche Reaktion ist es, gegen Unangenehmes anzukämpfen. Akzeptanz oder Expansion sind also etwas Kontraintuitives. Je unangenehmer das Gefühl ist, desto schwerer fällt es uns, es zu akzeptieren. Eine leichte Unruhe ist noch o. k., eine ausgewachsene Panik dagegen wollen wir auf jeden Fall loswerden, wir kämpfen dagegen an. Deswegen empfehle ich bei intensiveren Gefühlen andere Techniken.

Expansion

Ziel: Frieden mit unangenehmen Gefühlen schließen

Technik

1. **Beobachten**: Beobachte ohne zu urteilen deine körperlichen Sensationen. Steigt ein unangenehmes Gefühl, wie zum Beispiel Angst auf, so richte deine Aufmerksamkeit auf diese körperlichen Empfindungen. Sei dabei neugierig wie ein Wissenschaftler. Untersuche deine Körperempfindungen. Fühlt es sich warm oder kühl an? Wo genau endet die Körperempfindung? Welche Farbe hat sie? Spiele damit herum. Wichtig ist, dass du deine Aufmerksamkeit auf deinen Körper und nicht auf deine Gedanken richtest.

2. **Atme**: Atme langsam und bewusst in das Gefühl hinein und drum herum. So als ob du ihm mehr Raum geben möchtest. Eine langsame, tiefe Bauchatmung ist immer beruhigend. Es kann sein, dass dein Gefühl dadurch nicht verschwindet, aber es ist ein ruhiger Anker im Auge des Sturms.

3. **Erlauben**: Erlaube dem Gefühl, da zu sein, gebe ihm Raum. Richte deine Aufmerksamkeit auf die körperlichen Sensationen. Das Gefühl mag unangenehm sein, aber du lässt es da sein. Du kämpfst nicht gegen dieses Gefühl an. Du akzeptierst es. Dies kann ein paar Sekunden

dauern oder ein paar Minuten. Dein Ziel ist nicht, das Gefühl wegzukriegen, sondern Frieden mit ihm zu schließen.

Wie lange? Wie oft? Jedes Mal, wenn unangenehme Gefühle auftauchen, kannst du diese Übung durchführen.

Tipps & Tricks:

- **Bekämpfen bringt nichts**: Unangenehme Gefühle möchte keiner haben. Wir möchten Sie möglichst schnell wegkriegen. Leider funktioniert das nicht. Je mehr wir gegen diese Gefühle, wie Angst oder Wut, ankämpfen, desto stärker werden sie. Deswegen ist der einzige Weg, Frieden mit ihnen zu schließen.
- **Der Schlüssel ist, Gefühle da sein zu lassen**: Ziel dieser Übung ist also nicht, unangenehme Emotionen zu bekämpfen und zu vernichten, sondern sie da sein zu lassen. Indem wir Frieden mit ihnen schließen, verschwinden sie von ganz allein.
- **Dieb im leeren Haus**. Es gibt eine buddhistische Metapher: Das negative Gefühl ist wie ein Dieb in einem leeren Haus. Der Dieb kommt in das Haus, wir hindern ihn nicht daran. Wir lassen ihn einfach da sein. Der Dieb sieht, dass nichts Wertvolles in diesem Haus ist und geht einfach wieder.

Sehen wir uns an, wie Lara diese Übung anwendet. Ihr Kind ist krank, sie macht sich Sorgen.

1. Beobachte: Laras Gedanken kreisen. Sie richtet ihre Aufmerksamkeit auf die entsprechenden Körperempfindungen: Lara empfindet einen Druck und vibrieren im Solar Plexus. Sie versucht sich darauf zu konzentrieren. Sie stellt sich die Frage, wo die Körperempfindung endet. Dadurch wird ihre Konzentration verstärkt.

2. Atmen: Lara atmet tief in die Körperempfindung. Das beruhigt sie. Die sorgenvollen Gedanken lassen nach. Auch die sorgenvollen Körperempfindungen werden weniger.

3. Erlauben: Lara erlaubt dem Gefühl da zu sein – sie gibt ihm Raum. Der Widerstand gegen die unangenehmen Körperempfindungen lässt nach. Die Empfindungen werden weicher und schwächen sich. Nach einer Weile sind die Sorgen weg.

Das war's mit Intensitätsstufe eins. Im nächsten Kapitel kümmern wir uns um die nächste Intensitätsstufe.

Intensität 2: Ängste managen mit neusten Taktiken

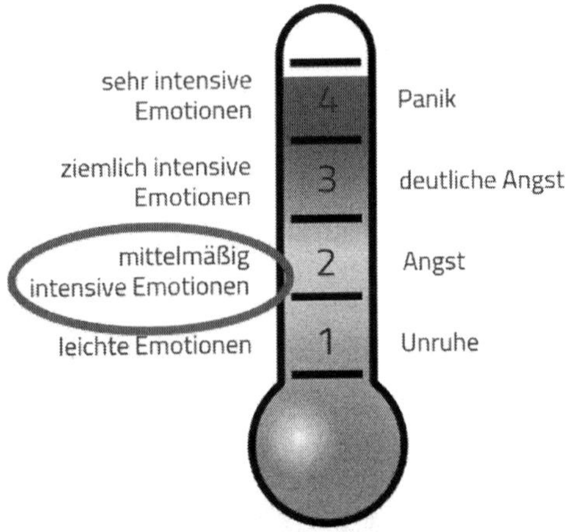

Wir sind bei Intensität 2 angelangt. Bei dieser Intensität ist das Gefühl stärker. Wie zuvor erwähnt, letztlich zählt dein subjektives Empfinden, wie intensiv oder störend du das Gefühl einschätzt. Beispielsweise kann leichter Ärger Intensität eins haben, Ärger Intensität zwei, Wut Intensität drei und rasende Wut Intensität vier.

Bei dieser Intensität arbeiten wir mit zwei Techniken und du kannst für dich entscheiden, welche dir besser liegt. Die erste Technik ist eine Atemübung. Sie ist wissenschaftlich hervorragend untersucht, und hilft hervorragend bei Ängsten und Panik. Es ist die 4-7-8-Atmung.

„Das stärkste und effektivste Anti-Angst-Mittel, das ich kenne, ist die 4-7-8-

Atemtechnik. Ich habe gesehen, wie es bei den extremen Formen von Panikstörungen funktioniert, wenn die stärksten Medikamente versagten." – Dr. Weil

---

Atemtechniken wirken einwandfrei, um Gefühle zu mildern. Sei es Ängste oder Wut. Das Gute bei Atemtechniken ist, dass sie automatisch wirken. Dem Körper wird durch das ruhige Atmen signalisiert, das Gefühl abzuschwächen. Wir benutzen hier die Atemtechnik, um jedes Mal, wenn negative Gedanken oder Gefühle auftauchen, sie im Keime zu ersticken. D. h. Grundlage ist auch hier die Achtsamkeit: Je achtsamer wir sind, desto eher bemerken wir einen negativen Gedanken oder ein negatives Gefühl im Ansatz. Solch ein gerade entstandenes Gefühl nennen wir *Babygefühle*. Dieses ist viel leichter im Zaum zu halten, als ein ausgewachsenes Gefühl. Die 4-7-8-Atmung dient als Unterbrecher. Wir fokussieren unsere Aufmerksamkeit von unseren negativen Gedanken weg auf die Atmung. Dadurch können wir gar nicht erst in einen Gedankenkreisel hinein geraten. Unser System wird schnell beruhigt, negative Gedanken und Gefühle verschwinden.

4-7-8-Atmung

Ziel: Gedankenstopp und Entspannung

Technik:

1. Berühre mit deiner Zungenspitze deinen Gaumen, gleich hinter den oberen Schneidezähnen. Lass deine Zunge in dieser Position während der gesamten Atmung.
2. Atme durch deinen Mund und gespitzte Lippen, mit einem woosh-Geräusch, vollständig aus.
3. Schließe deinen Mund und inhaliere lautlos durch deine Nase, wobei du bis vier zählst.
4. Halte den Atem an, wobei du bis sieben zählst.
5. Atme wie unter zwei durch den Mund aus, wobei du bis acht zählst.
6. Wiederhole die Schritte drei, vier und fünf für insgesamt vier Atemzüge.

Wie oft? Wie lange? Mindestens zweimal täglich. Darüber hinaus jedes Mal, wenn negative Gedanken oder Gefühle aufsteigen. Für die ersten vier Wochen mache jeweils nicht mehr als vier Atemzüge. Danach kannst du gerne mehr machen.

Tipps & Tricks:

- **Wirkt stark gegen Stress und Ängste**: Diese Atemtechnik wurde von Dr. Andrew Weil propagiert. Es ist ein großartiges Mittel gegen Ängste und Stress. Täglich ausgeführt, hat diese Atmung weitere positive Effekte, wie eine deutliche Blutdrucksenkung oder Senkung der durchschnittlichen Herzrate. Diese Atemtechnik ist so wirkungsvoll, dass sie sogar besser gegen Ängste und Panik-Attacken wirkt als Medikamente. Es ist eine einfache und sehr wirkungsvolle, entspannende Atemtechnik.
- **Morgens und abends**: Du kannst die Atmung jederzeit anwenden. Dr. Weil selbst empfiehlt sie morgens nach dem Aufwachen anzuwenden und abends vor dem Zubettgehen.
- **Schlafen in einer Minute**: Die Atmung ist bekannt, dass sie dich in einer Minute einschlafen lässt. Wenn du also Schlafprobleme hast, so ist diese Technik die beste Hilfe.
- **Erklärvideo**: Dr. Weil erklärt die Atemtechnik in einem Video unter folgendem Link: http://tinyurl.com/4-7-8-Atmung.

> *„Die Vorteile sind allmählich und kumulativ, was schließlich zu einer besseren Gesundheit des gesamten Nervensystems führt. Es ist auch eine spezifische Behandlung für Bluthochdruck, kalte Hände, Reizdarmsyndrom, Herzrhythmusstörungen, Angst- und Panikstörungen sowie eine Vielzahl anderer häufiger Erkrankungen. Vor allem ist es die effektivste und zeiteffizienteste Entspannungsmethode, die ich gefunden habe." – Dr. Weil*

Jörn hat Streit mit seiner Freundin: „Ich benötige einfach meine Ruhe! Ich bin gerade erst zur Tür rein, da habe ich keinen Bock den Müll runterzubringen!", schimpft er seine Freundin, Lisa, an. Sie ist verletzt und kontert: „Seit nicht so faul! Das dauert nur zwei Minuten! Komm, beweg deinen Arsch!" Jörn wird immer genervter. Er möchte schon Lisa anschnauzen, da stoppt er. Er ist für einen kurzen Moment achtsam und denkt sich: „Nein, es lohnt nicht wegen so was zu streiten. Ich muss mich beruhigen!" Er sagt: „Lisa, warte, ich muss kurz auf Toilette, dann reden wir weiter, O. K.?" Lisa bleibt der Mund offen stehen und Jörn verzieht sich schnell auf die Toilette. Dort praktiziert er die 4-7-8-Atmung viermal. Er fühlt seinen Ärger weichen und wird entspannt. Im Flur wartet noch immer Lisa. Sie sieht sofort, dass sich etwas verändert hat und ihre Körperhaltung wird weicher. „Hey Schatz, ich bringe den Müll jetzt sofort herunter, O. K.?", unterrichtet er sie. Lisas Augen weiten sich, sie fasst seine Hand und säuselt: "Nein, mache es ruhig später, ruhe dich erst einmal aus."

Hat dir diese Technik gefallen? Sie wirkt rasch. Die nächste Technik, die wir uns ansehen, ist die Defusion. Hierbei lassen wir negative Gedanken zu, glauben ihnen aber nicht.

Defusion

Was ist Defusion? Dafür schauen wir uns erst das Wort Fusion an. Was fusioniert hier? Wir hatten festgestellt, dass negative Gefühle durch negative Gedanken entstehen. Das ist aber nicht die ganze Geschichte. Nicht immer führen negative Gedanken zu negativen Gefühlen. Der entscheidende Punkt ist, ob wir an unsere negativen Gedanken glauben oder nicht. Glauben wir unseren negativen Gedanken, so entstehen negative Gefühle. D. h. Gedanken und Gefühle fusionieren. Und das wollen wir nicht. Gedanken für sich gesehen sind nichts Negatives. Nein, es sind einfach Wörter oder Bilder in unserem Kopf. Leiden entsteht nur, wenn wir an unsere Gedanken glauben.

Karl hatte ein Vorstellungsgespräch. Es lief nicht besonders gut. Sogleich fing Karl an, sich selbst herabzusetzen: „Ich bin so ein Versager! Ich werde nie einen Job bekommen!" Aufgrund dieser negativen Gedanken und weil Karl ihnen glaubte, fühlte er sich sogleich schlecht. Er rief seine Freundin an, sie beschwichtigte ihn: „Karl, so was passiert. Du bist nur ein Mensch! Ich kenne keinen, der nicht schon mal bei einem Vorstellungsgespräch Mist gebaut hat. Das nächste läuft bestimmt besser." Sie brachte ihn dazu, seine herab setzenden Aussagen „Ich bin ein Versager!" nicht zu glauben. Karl gewann dadurch Abstand zu seinen Gedanken. Er defusionierte seine Gedanken und Gefühle und füh-

lte sich besser.

Defusion bedeutet also, dass wir Abstand zwischen unsere Gedanken und Gefühle bringen. Wir zerschlagen den Zusammenhang zwischen unseren Gedanken und Gefühlen.

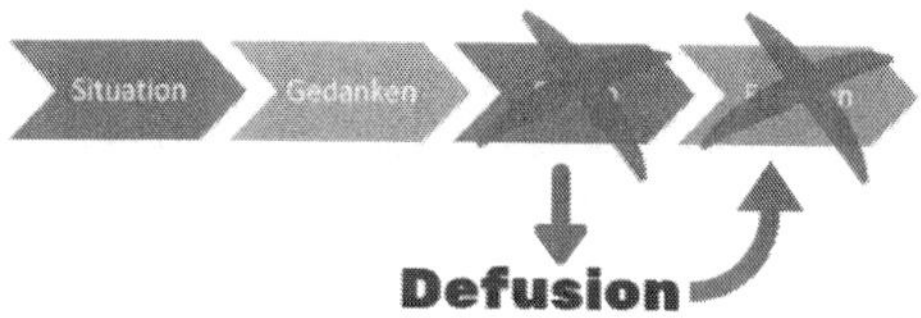

Die Abbildung verdeutlicht dies. In obigem Beispiel ist die Situation das Vorstellungsgespräch, welches nicht gut lief. Karl hatte daraufhin den Gedanken: „Ich bin ein Versager!“ Die meisten Menschen glauben automatisch ihren Gedanken. Das heißt, Gedanken und Emotionen fusionieren. Aus dem Gedanken „Ich bin ein Versager!“ entsteht die Emotion der Frustration. Karls Freundin brachte ihn dazu, dem Gedanken nicht zu glauben. Das ist eine Defusion. Der Gedanke führt somit zu keiner Emotion – die Frustration bleibt aus und Karl kann gelassen mit der Situation umgehen.

Eine bekannte Diffusionstechnik ist, dass wir unsere Stimme im Kopf wie Micky Maus sprechen lassen.

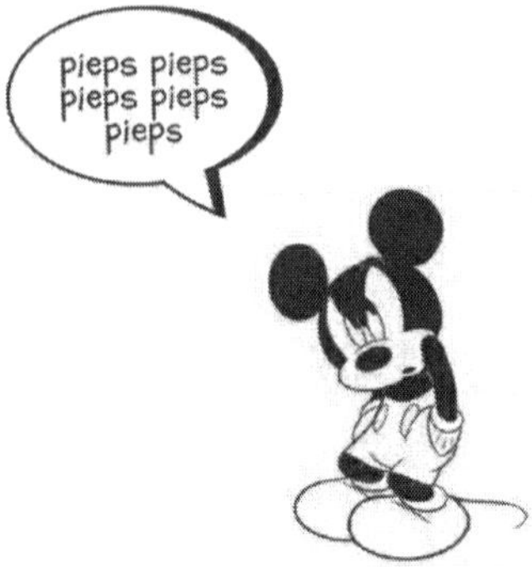

Stell dir vor, wie es wäre, wenn Micky Maus in deinem Kopf zu dir sagt: „Du bist ein Versager!". Gar nicht so schlimm – richtig? Dies ist ein Beispiel für eine Defusions-Technik. Weiter unten werde ich dir noch weitere vorstellen. Sie alle stammen aus der ACT (Attention and Commitment Therapy).

Dies ist eine sehr moderne und wirkungsvolle Therapieform. Sie gehört zu der dritten Welle der Verhaltenstherapien. Die ***erste Welle*** *waren reine Verhaltenstherapien. Es wurde nur am Verhalten gearbeitet. D. h., wenn jemand beispielsweise Angst vor Höhen hat, so ließ man ihn zuerst nur ein paar Stufen eines Turms besteigen, später ein paar mehr usw., bis er den ganzen Turm besteigen konnte. D. h. die Therapeuten zur damaligen Zeit kümmerten sich allein um das Verhalten der Patienten. Seine Gedanken und Glaubenssätze wurden nicht beachtet.*

Das änderte sich durch geniale Therapeuten wie

Aaron Beck und Albert Ellis. Sie entwickelten in den fünfziger und Sechzigerjahren die ***zweite Welle*** *der Verhaltenstherapie. Sie postulierten, dass negative Gefühle durch negative Gedanken entstehen. Und deswegen müsse man die Gedanken untersuchen und ihre Kraft mindern. Die daraus entstehenden Therapieformen wurden unter dem Begriff* ***kognitive Verhaltenstherapie*** *zusammengefasst.*

Bei der ***dritten Welle****, der Verhaltenstherapie, wurden dann Elemente aus dem Buddhismus hinzugefügt. Es wurde viel mit Achtsamkeit und Meditation gearbeitet wie zum Beispiel in der MBSR (Mindfulness-Based Stress Reduction) von Jon Kabatt-Zin. Die ACT gehört ebenfalls zu der dritten Welle.*

Gedanken bezeichne ich als Wörter oder auch Bilder in deinem Kopf. Die Defusions-Techniken sind sowohl für Wörter als auch für innere Bilder geeignet. Zuerst stelle ich dir ein paar Techniken vor, wie du negativen inneren Aussagen begegnen kannst. Danach serviere ich dir wirkungsvolle Techniken, um negative innere Bilder zu managen.

Defusions-Techniken I (Wörter)

Ziel: Abstand von negativen Gedanken gewinnen.

Technik

1. Musikalische Gedanken: Angenommen, die Stimme in deinem Kopf verkündet: „Ich bin ein Versager!" Wie fühlst du dich damit? Singe nun diese Aussage zu dem Lied „Happy Birthday". In meiner Erfahrung kann man gesungene Gedanken einfach nicht mehr ernst nehmen. Selbstverständlich kannst du jedes andere Lied verwenden.

2. Benenne Deine Geschichten: Dies ist eine etwas anspruchsvollere Technik, aber sehr wirkungsvoll. Wir erzählen uns immer die gleichen Geschichten. Es sind gar nicht zu viele, vielleicht vier oder fünf. Die Technik besteht darin, den Geschichten einen Titel zu geben. Dies mildert die Kraft der Gedanken. Ferner führt es zu mehr Selbst-Erkenntnis. Viele sind erstaunt, wie oft wir uns die gleiche Geschichte wieder und wieder erzählen.

Mein Freund Fabian erzählte sich gerne die Geschichte: „Ich bin nicht gut genug!" Diese Geschichte trat bei ihm in unzähligen Variationen auf. Wenn er zum Beispiel eine Frau kennenlernte, dann meldete sich die Stimme in seinem Kopf: „Die sieht viel zu gut für dich aus. Bei der hast du keine Chance!" Fabian begann nun, solche Gedanken mit „Nicht-gut-genug-Geschichte" zu betiteln. Das brachte ihm Abstand von seinen Gedanken.

3. Piepsstimme: Eine weitere Technik in der Defusion ist die „Piepsstimme". Hierbei sagst du die negativen Gedanken in einer lustigen Stimme. Du kannst die Stimme von Micky Maus nehmen, von Bart Simpson oder du kannst eine erotische Stimme nehmen. Natürlich kannst du jede andere Stimme wählen, die für dich angenehm ist. Hauptsache der negative Gedanke wird entschärft.

4. Danke Deinen Gedanken: Du kannst deinem redseligen Dath Vader im Kopf einfach „danke, lieber Verstand!" oder „danke! Das ist sehr informativ!" sagen. Du solltest allerdings nicht aggressiv oder sarkastisch mit deinem Verstand sprechen. Warm und humorvoll ist der richtige Ansatz. Dein redseliger Darth Vader meint es ja nicht böse.

Wie lange? Wie oft? Wende diese Techniken jederzeit an, wenn du negative Gedanken bemerkt. Du machst das so lange, bis du Abstand zu deinen Gedanken gewonnen hast, und zwar auch ohne diese Techniken.

Tipps & Tricks:

- **Gedanken sind nur aneinandergereihte Wörter**: Ziel ist es, dass du erkennst, dass Gedanken nur Wörter sind. Gedanken für sich gesehen sind keine Bedrohung. Du musst also negative Gedanken gar nicht loswerden, was übrigens auch gar nicht möglich ist, nein, du musst sie einfach nur defusionieren.

- **Beobachterrolle**: Die hier vorgestellten Techniken haben das Endziel, dass du einfach Abstand zu deinen Gedanken gewinnst, dass du in eine Beobachterrolle schlüpfst. Wenn du das geschafft hast, brauchst du die Defusions-Techniken gar nicht mehr anzuwenden oder zumindest nur noch gelegentlich.
- **Alternativ oder kombiniert**: Du kannst die Defusions-Techniken alternativ anwenden: Du suchst dir die aus, die dir am besten gefällt. Ich bin bspw. ein Fan der „Benenne-deine-Geschichte"-Defusion. Sie ist kraftvoll und gibt mir wertvolle Einblicke. Oder du benutzt sie kombiniert: also einmal die eine Technik, dann wieder eine andere.
- **Ein bisschen Drama ist doch ganz nett**: Übrigens, die Geschichten und negativen Gedanken werden immer da sein. Das ist Teil unseres Lebens hier auf der Erde. Finde dich damit ab. Andererseits, wenn wir keine negativen Gedanken hätten, wäre das nicht langweilig? Stell dir vor, du siehst einen Film und alle Menschen sind einfach nur nett zueinander. Keiner versteht etwas falsch, keiner unterstellt böse Absichten. Wo ist da das Drama? Wäre dieser Film

nicht sterbenslangweilig?

Hast du schon einen Favoriten? Welche der Defusions-Techniken gefiel dir am besten? Im Folgenden kommen die versprochenen Techniken für innere Bilder.

Defusions-Techniken Ii (Bilder)

Ziel: Abstand von negativen inneren Bildern gewinnen.

Technik

1. **Bildschirm:** Rufe ein negatives inneres Bild in Erinnerung. Vielleicht das letzte Mal, als du einen dicken Streit mit deinem Partner hattest. Oder als dein Chef dich runtermachte. Spüre wie sich das anfühlt. Stelle dir nun einen Bildschirm in der anderen Ecke des Zimmers vor. Auf diesen Bildschirm projizierst du dieses Bild. Spiele nun mit dem Bild. Du kannst es umdrehen, in Zeitlupe laufen lassen oder in schwarz-weiß. Der Fantasie sind keine Grenzen gesetzt. Spüre nun, wie sich dein Gefühl zu diesem inneren Bild verändert.

2. **Lustige Untertitel oder Kommentare**: Du kannst dein inneres Bild oder inneren Filmen mit lustigen Kommentaren versehen. Zum Beispiel: „Der epische Streit. Ausstrahlung nächsten Freitag in der ARD." Wenn du dieser Geschichte bereits einen Namen gegeben hast, kannst du auch diesen verwenden. Versuche hierbei spielerisch und humorvoll zu sein. Spüre nach, wie du dich damit fühlst.

3. **Musik**: Du kannst deinen inneren Film mit Musik unterlegen. Schau, was am besten wirkt: Rock, Jazz, Hipp Hopp, oder klassische Musik. Sei auch hier spielerisch und experimentierfreudig.

4. Fantasie ohne Grenzen: Du bist Gott in deinem inneren Bild oder Film. D. h. du kannst alles machen. Du kannst dich riesengroß erscheinen lassen, und dein Chef winzig klein wie eine Ameise. Du kannst alles machen. Deiner Fantasie sind keine Grenzen gesetzt. Du kannst Dir beispielsweise vorstellen, dass der Chef dich runtermacht, und dann kommt die Mäuse Polizei und holt ihn ab. Natürlich ist dein Chef auch klein wie eine Maus. Das einzig Wichtige ist, dass dein inneres Bild entschärft wird.

Wie lange? Wie oft? Setze diese Techniken jederzeit ein, wenn du ein unangenehmes Bild oder inneren Film hast.

Tipps & Tricks:

- **Therapeut**: Die vorgestellten Techniken sind sehr wirkungsvoll. Sei allerdings bitte vorsichtig bei sehr traumatischen Erinnerungen, wie Vergewaltigung, Folter oder häuslicher Gewalt. Diese solltest du zusammen mit einem Therapeuten bearbeiten.
- **Kombination mehrere Techniken**: Du kannst die Techniken auch zusammen anwenden. Wenn du also ein negatives Bild in deinem Kopf hast, wende zuerst die Erste dann die Zweite, dritte und vierte Technik an. Oder du suchst dir eine oder zwei Techniken heraus, die dir besonders gut gefallen.
- **Vorbeugung bei hartnäckigen Bildern**:

> Ist das innere Bild noch immer unangenehm oder furchterregende für dich, so empfehle ich, täglich für eine Woche 5 Minuten lang die oben genannten Techniken auf das Bild anzuwenden. D. h., nicht wenn das Bild auftauchten, nein, du nimmst dir extra täglich 5 Minuten Zeit, um das Bild zu entschärfen. Du arbeitest also vorbeugend mit den inneren Bildern.

Das war die Intensitätsstufe zwei. Ich habe dir zwei sehr unterschiedliche Techniken vorgestellt und bin gespannt, welche dir besser gefällt.

Intensität 3: Intensive Ängste kontrollieren: Techniken der neuen Generation

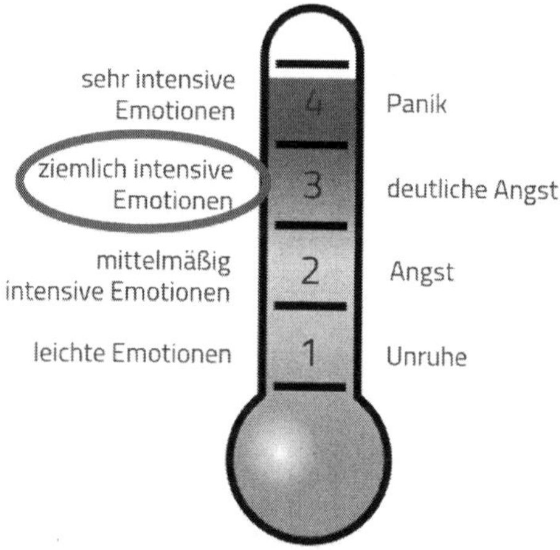

Bei der Intensitätsstufe „ziemlich" geht es schon ans Eingemachte. Unser redseliger Darth Vader hat hier schon eine richtig große Klappe. Das heißt, die Gefühle sind schon ziemlich mächtig.

Leichte Emotionen wäre beispielsweise „Unruhe". „Sorgen" wäre die nächste Stufe, und zwar *mittelmäßig intensive Gefühle*. „Angst" ist ein *ziemlich intensives Gefühl*. Die intensivste Emotion ist Panik. Dieses Kapitel wäre dann für „Angst" zuständig.

Ich stelle dir zwei sehr starke Techniken vor. Die Erste ist die *Löschtaste*. Sie ist eine Technik aus der Familie der Gedankenstopps.

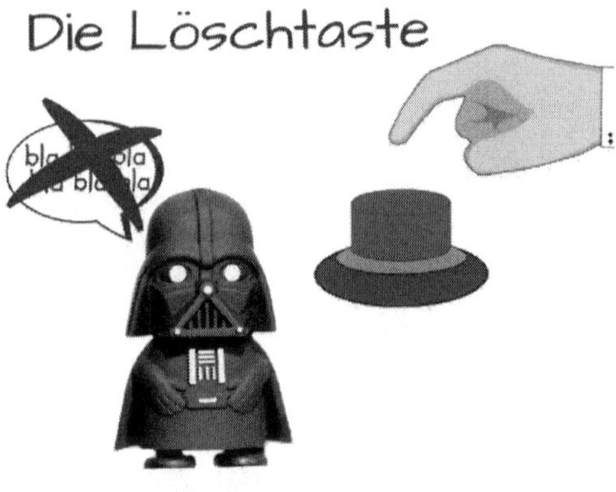

Dadurch, dass einige Zutaten hinzugefügt werden, ist es die neue verbesserte Generation des Gedankenstopps, sozusagen der Gedankenstopp-Turbo. Danach stelle ich dir die Sedona-Methode vor. Hunderttausende Menschen konnten sich mit dieser Methode schon von ihren unangenehmen Gedanken und Gefühlen befreien. Deswegen darf sie in diesem Buch nicht fehlen.

Die Löschtaste

Ziel: Gedankenstopp und Entspannung

Technik:

1. Stelle dir auf der Mitte deiner Brust oder in deiner Handfläche eine Taste vor, die das Denken einfach abschaltet.
2. Atme nun dreimal tief in deinen Bauch ein und aus. Zähle die Atemzüge und stelle dir dabei je eine andere Farbe vor.
3. Drücke jetzt auf die Taste und stelle dir vor, dass sich dein Geist völlig leert. Mache dabei mit einer Hand eine Bewegung, so als ob du tatsächlich auf eine Taste drücken würdest.
4. Richte deine Aufmerksamkeit auf die nächsten beiden Atemzüge und bringe deine Aufmerksamkeit in den gegenwärtigen Moment zurück.

Wie oft? Wie lange? Führe diese Übung jedes Mal aus, wenn negative Gedanken oder Gefühle aufsteigen.

Tipps & Tricks:

- **Babygefühle**: Versuchen Sie die negativen Gedanken oder Gefühle möglichst am Anfang ihres Entstehens zu bemerken. Je kleiner die Gedanken und Gefühle sind, desto leichter können wir sie bekämpfen.

- **Gedankenstopp-Turbo**: Gegenüber der klassischen Gedankenstopp-Übung ist diese verbesserte Version wesentlich wirkungsvoller. Bei der klassischen Gedankenstoppübung denkt man einfach das Wort „Stopp". Bei der „Löschtaste" achten wir auf unseren Atem, stellen uns Farben vor und visualisieren eine Löschtaste. Zusätzlich führen wir eine kleine Bewegung aus: Wir drücken tatsächlich die Löschtaste. Dies alles zusammengenommen macht die enorme Wirkung aus.

Karsten litt unter Ängsten. Er hatte Angst vor Krankheiten. Momentan fürchtete er Kehlkopfkrebs zu haben. Seine Gedanken kreisten um diese Angst, sodass er mehrmals täglich seinen Kehlkopf abtastete. Obwohl er dort nichts fand, beruhigte ihn das nicht. Ich riet ihm, jedes Mal, wenn ein angstvoller Gedanke oder Gefühl auftauchte, die Löschtaste anzuwenden. Er berichtete: „Gestern, ich lag schon im Bett, kam wieder die Angst. Die Gedanken konnte ich nicht wahrnehmen, aber das Gefühl schon. Ich war achtsam und so erwischte ich die Angst, als sie noch nicht so stark war. Ich atmete tief ein und aus und stellte mir die Farbe Blau vor. Sie ist für mich beruhigend. Dann atmete ich ein zweites Mal tief in den Bauch ein und aus. Dabei stellte ich mir die Farbe Rot vor. Beim dritten Atemzug nahm ich die Farbe Orange. Die Angst war noch da, aber schon schwächer. Dann stellte ich mir vor, wie ich den Knopf in der Mitte meiner Brust drückte. Gleichzeitig machte ich tatsächlich die entspre-

chende Handbewegung, so als ob sich tatsächlich dort eine Taste befinden würde. Erstaunlicherweise hatte ich tatsächlich den Eindruck, dass plötzlich alle Gedanken verschwunden waren. Ich fühlte mich direkt friedlicher. Noch zwei weitere Atemzüge in den Bauch und meine Angst war so gut wie weg! Es war toll!" „Das freut mich sehr! Das hast du gut gemacht!", lobte ich ihn. Karsten berichtete weiter: „Heute tauchte die Angst dreimal auf. Das erste Mal unmittelbar nach dem Aufwachen. Das war sehr unangenehm. Ich habe in der Aufregung vergessen, die Technik anzuwenden und die Angst erwischte mich voll. Zum Glück konnte ich die beiden nächsten Male die Löschtaste wieder drücken, was sehr hilfreich war." „Du hast das trotzdem hervorragend gemacht. Es passiert, dass man mal die Technik vergisst anzuwenden – gerade am Anfang. Das wesentliche dieser Technik ist, dass man dranbleibt. Man sollte wirklich jedes einzelne Mal, wenn die Angst auftaucht, die Löschtaste anwenden. Je öfter man das schafft, desto eher verschwindet die Angst ganz. Aber Ausdauer ist hier essenziell!", legte ich dar.

Die Technik wirkt sofort und du wirst unmittelbare Erleichterung von negativen Emotionen spüren. Trotzdem ist es wichtig, dass du dranbleibst. Stärkere Gefühle wie Ängste oder Depressionen haben sich vor langer Zeit in unser Leben geschlichen. Deswegen braucht es Hartnäckigkeit, um sie wieder loszulassen. Das heißt, versuche so gut es geht, jedes Mal, wenn die Emotion auftritt diese Technik anzuwenden.

Nun kommen wir zu der berühmten Sedona-

Methode. Schnall Dich an, es wird eine wilde Fahrt. Na ja, so wild nun auch nicht, aber ich wollte damit zum Ausdruck bringen, dass diese Technik wirklich gut ist. Das zentrale Ziel dieser Technik ist es loszulassen.

Sedona-Methode

Ziel: negative Gedanken und Emotionen loslassen

Technik

Stelle dir folgende vier Fragen:

1. Könnte ich dieses Gefühl in diesem Moment akzeptieren?
2. Könnte ich dieses Gefühl jetzt loslassen, nur für diesen Moment?
3. Würde ich dieses Gefühl loslassen?
4. Wann?

Wie lange? Wie oft? Du kannst diese Technik jederzeit anwenden, wenn negative Gedanken oder Gefühle auftauchen. Es ist also eine Zwischendurch-Technik. Du kannst sie allerdings auch in einer stillen Minute als Prophylaxe anwenden.

Tipps & Tricks:

- **Von Herzen**: Beantworte jede Frage aus deinem Herzen. Denke nicht zu lange nach. Deine Antwort ist erstaunlicherweise gar nicht so wichtig. Du kannst nichts falsch machen.
- **Wiederholung**: Wiederhole die Fragen! Du kannst die Fragen so lange wiederholen, bis du das Gefühl tatsächlich losgelassen hast. Oft wirken die vier Fragen schon beim ersten Mal. Meine Erfahrung

ist, dass ich oft die vier Fragen mehrmals und je nach Intensität des Gefühls sogar oft wiederholen muss.

- **Es gibt keine falsche Antwort**: Du kannst die Fragen ganz frei beantworten. Ich möchte dich nicht beeinflussen, aber die erste Frage bejahe ich, während ich die zweite verneine. Die Dritte bejahe ich wieder und bei der Vierten ...siehe unten.
- **Laut oder lautlos**: Du kannst diese Technik in Gedanken machen oder auch laut. Laut wirkt es ein wenig besser.
- **Jetzt!** Die Standardantwort auf Frage vier „wann?“ ist „jetzt!“. Du kannst „jetzt" energisch sagen oder sogar richtig laut. Es soll dich selbst überzeugen.
- **Es wirkt sogar ohne Antwort**: Du musst übrigens die Frage nicht beantworten. Die Fragen wirken auch so. Wenn du aber Zeit hast, dann empfehle ich, sie zu beantworten.
- **Kurzform**: Du kannst die ganze Technik auch als Kurzform machen. Lass dann die erste Frage weg, und frage dich:

1. Könnte ich das Gefühl loslassen?
2. Würde ich?
3. Wann?

Man hat nicht immer genügend Zeit. Wenn dies der Fall ist oder auch schon sehr mit dem Prozess vertraut bist, kannst du diese Kurzform durchführen.

Alles klar so weit? Im Folgenden gehe ich noch

tiefer in die Fragen und deren Wirkungsweise ein:

Erklärungen zu den Fragen

Kann ich dieses Gefühl in diesem Moment akzeptieren?

Akzeptanz ist immer eine hervorragende Idee. Wenn wir gegen ein Gefühl ankämpfen, so wird es stärker. Akzeptieren bedeutet, dass wir dem Gefühl Raum geben. Das ist nicht immer leicht, besonders wenn das Gefühl unangenehm ist. Wenn ich Angst habe, so möchte ich, dass die Angst weggeht. Die Angst auch noch einzuladen, sieht nach keiner vielversprechenden Idee aus. In der Frage geht es zum Glück nur um das Akzeptieren für einen kurzen Moment. Das bekommen wir hin, oder? Bei mir ist es so, dass ich diese Frage immer mit Ja beantworte. Denn tatsächlich kann ich jedes Gefühl für einen kurzen Moment akzeptieren. Dadurch werden Emotionen sogleich etwas weicher und lassen ein klein wenig nach.

Könnte ich dieses Gefühl jetzt loslassen?

Wie alle Fragen sollten wir aus unserem Herzen heraus antworten. Nur nicht zu lange nachdenken. Mit dem loslassen ist es nicht immer so einfach. Manchmal kann ich eine Emotion leicht loslassen, manchmal nicht. Alles ist völlig o. k. – jede Antwort ist in Ordnung. Trotzdem funktioniert diese Frage. Unserem System wird der Impuls gegeben loszulassen. Das wirkt ganz subtil.

Würde ich dieses Gefühl loslassen?

Tja, was kann man da schon antworten? Natürlich möchte ich dieses Gefühl loslassen. Diese Frage verstärkt den Impuls, der durch die vorhergehende Frage gesetzt wurde.

Wann?

Ich beantworte diese Frage jedes Mal mit einem energischen „jetzt!". Dies ist der eigentliche Zweck dieser Frage. Wir werden ins Hier und jetzt zurückgeholt.

Die Zwei Möglichkeiten Die Sedona-Methode Anzuwenden

Die Sedona-Methode ist flexibel. Wir können sie entweder akut oder vorbeugend einsetzen:

1. Aktuelle negative Gedanken und Gefühle loslassen.

Genau, jedes Mal, wenn ein negatives Gefühl oder ein negativer Gedanke auftaucht, können wir die Sedona-Methode einsetzen. Angenommen dein Partner ist gerade wütend auf dich und macht dir ungerechte Vorwürfe. Normalerweise wirst du auch wütend und es gibt einen dicken Streit. Du kannst in dieser Situation stattdessen die Sedona-Methode anwenden. Benutze dazu am besten die Kurzform: „Könnte ich den Ärger loslassen? Würde ich? Wann?“ Dies kannst du in Gedanken machen, sodass es dein Partner nicht bemerkt. Du wirst sehen, dass dein Ärger schnell nachlässt. Drehe ruhig einige Runden mit der Sedona-Methode, bis sich dein Ärger gelegt hat.

Du kannst auch eine kleine Pause einlegen. Sage deinem Partner, dass du schnell auf die Toilette musst. Dort wende die Kurzform der Sedona-Methode an. Trinke dazu ein Glas Wasser oder machen ein paar Atemübungen. Dein Ärger wird sich schnell legen.

2. Vorbeugend Emotionen loslassen

Sara ist noch immer wegen ihres Ex-Freundes Mark

verletzt. Er hat sie mit ihrer besten Freundin betrogen. Diese Sache ist schon zwei Jahre her, aber jedes Mal, wenn Sara daran denkt, fühlt sie sich ärgerlich und verletzt. Sie kann es Mark und ihrer ehemals besten Freundin einfach nicht verzeihen. In dieser Situation riet ich Sara, die Sedona-Methode anzuwenden, und zwar schriftlich. Der erste Schritt war, dass Sara alle ihre Gedanken, Ärgernisse und Beschwerden zu diesem Thema aufschrieb. Ich hatte ihr geraten, kein Blatt vor den Mund zu nehmen. Sara schrieb eine Menge, zum Teil äußerst energische, Aussagen auf. Zum Beispiel schrieb sie: „Mark ist ein mieses Arschloch!" Bei diesem Satz fühlte Sara ihren Mut aufwallen. Sie wendete nun die Sedona-Methode an. Sie musste die vier Fragen viele Male wiederholen, bis sich ihre Wut legte. Sie wendete anschließend die Sedona Methode auf alle ihre Aussagen an. Die ganze Prozedur dauerte in etwa eine Stunde. Schon nach diesem einen Mal fühlte sich Sara erheblich befreit. Sie machte dies noch einige Male, bis sie voll und ganz von diesen Gefühlen des Ärgers und Verletzt-seins befreit war.

Genauso wie Sara kannst du die Sedona Methode schriftlich anwenden. Das bedeutet, du nimmst dir ein Thema aus deinem Leben und schreibst die entsprechenden Glaubenssätze und Aussagen, die du dazu hast, auf. Zu jeder einzelnen Aussage wende die Sedona-Methode an, und zwar so lange, bis du die negativen Gefühle und Gedanken losgelassen hast. Du wirst erstaunt sein, wie gut diese Methode funktioniert.

Wenn du vorbeugend arbeitest, empfehle ich die

Sedona-Methode schriftlich anzuwenden. Ergänzend kannst du in die Methode zu anderen Gelegenheiten anwenden. Zum Beispiel, wenn du mit dem Auto zur Arbeit fährst: Währenddessen kannst du einfach mit den vier Fragen deine Themen bearbeiten. So nutzt du gleichzeitig die Fahrt zur Arbeit.

Intensität 4: Wie du Panikattacken kontrollierst

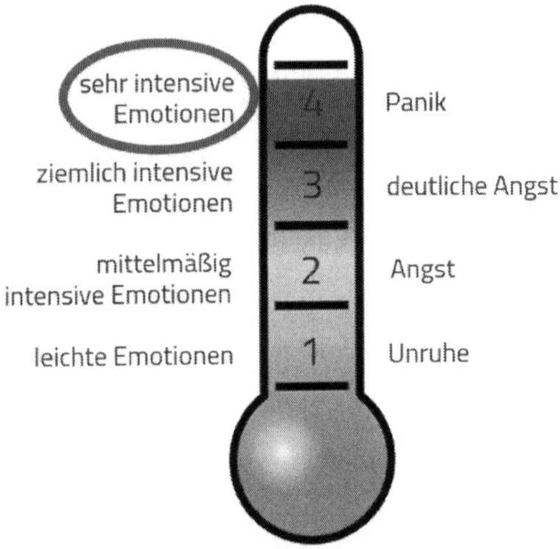

Nun sind wir bei Intensitätsstufe vier gelandet. Dies bezeichnet Gefühle, die besonders stark sind, wie Panik oder starke Wut. Diese Gefühle können überwältigend sein. Es kann dann passieren, dass wir die Emotionen in der Situation selbst nicht vernünftig in den Griff bekommen. Wir lassen dann etwa unserer Wut freien Lauf und beschimpfen und verletzen unseren Partner. Deswegen empfehle ich hier, vorbeugend zu arbeiten. D. h., wenn die Emotion gerade nicht da ist, bearbeitest du sie. Dadurch wird sie abgemildert und du kannst, wenn sie akut ist, besser mit ihr umgehen.

Alex ist ein temperamentvoller Typ. Er ist mit seiner

Freundin Anna schon seit fünf Jahren zusammen. An sich ist es eine gute Beziehung, aber die Streite sind furchterregend. Beide schreien sich an und beschimpfen. Nachher sind beide sehr verletzt und denken sogar darüber nach, sich zu trennen. „Anna kennt einfach meine wunden Punkte! Sie drückt meine Knöpfe! Ich werde sofort so wütend, dass ich sie am liebsten aus dem Fenster schmeißen würde." Natürlich wäre es schön, wenn Alex ruhig bleiben könnte. Er könnte beispielsweise die 4-7-8-Atmung machen. Leider ist das nicht so einfach in der Praxis. Wenn die Gefühle so hartnäckig und intensiv sind, sollte Alex vorbeugend daran arbeiten.

Das bedeutet, hier kombinieren wir zwei Techniken. Zum einen eine vorbeugende und zum anderen eine akute Technik. In diesem Kapitel stelle ich dir zwei vorbeugende Methoden vor:

- zum einen **TheWork**. Das ist eine großartige und unglaublich wirksame Methode. Diese Methode arbeitet mit vier Fragen und einer Umkehrung. Mit dieser Methode arbeitest du explizit an deinen Gedanken.
- **Happiness-Tapping:** Dies ist eine von mir entwickelte Methode aus der energetischen Psychologie. Sie ist unglaublich wirksam und eine Weiterentwicklung von Methoden wie EFT oder Happiness-Tapping. Ich habe diese Methode hier aufgenommen, damit du

eine Alternative zu TheWork hast. Ich persönlich mag TheWork, aber sie ist nicht einfach anzuwenden. Man muss sie über einen gewissen Zeitraum üben, damit du sie wirklich verstehst. Hast du sie allerdings einmal verstanden, ist sie einfach und wirksam.

Zusätzlich zu TheWork benutzt du noch eine weitere Technik für die akute Situation. Du kannst beispielsweise TheWork mit Sedona kombinieren oder mit der 4-7-8-Atmung. Wenn du unter Panik leidest, empfehle ich die vorbeugenden Techniken mit der Anti-Panik-Atmung zu kombinieren.

Zuerst stelle ich dir TheWork ausführlich vor. Sie ist von Byron Katie entwickelt worden. Sie litt unter schweren Ängsten und Depressionen, sodass sie ihr Bett kaum verlassen konnte. Ihren eigenen Angaben zufolge hatte sie ein Erleuchtungserlebnis, welches sie vollkommen von Ängsten und Depressionen befreite. Um anderen Menschen inneren Frieden zu schenken, entwickelte sie The Work.

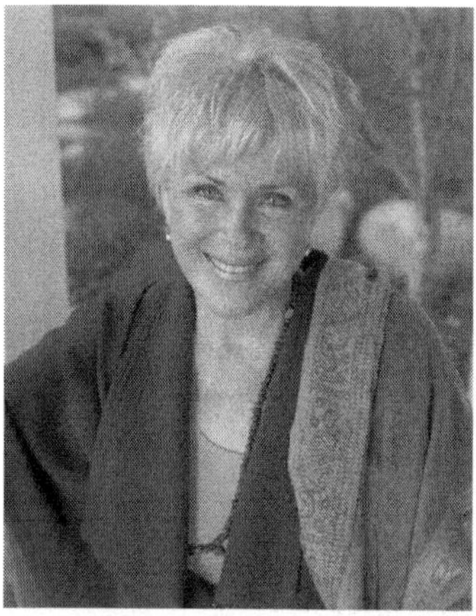

Quelle: https://blog.bulletproof.com/byron-katie-532/

Diese Methode ist unglaublich wirkungsvoll. Schon nach der ersten Anwendung wirst du einen Unterschied merken.

Thework

Ziel: Negative Gedanken auflösen

Technik

1. Schritt: Der erste Schritt besteht darin, dass wir herausfinden, was unsere Glaubenssätze und negative Gedanken zu der jeweiligen Situation sind. Dazu gibt es ein Arbeitsblatt. In diesem Arbeitsblatt werden dir Fragen gestellt. Beantworte sie so, als ob sie kein Mensch jemals lesen würde. Es ist wichtig, dass du ungehemmt beurteilst. Das trägt zu der Effektivität dieser Methode bei. Übrigens ist es ebenfalls wichtig, dass du diese Fragen schriftlich beantwortest. Wenn wir das im Kopf machen, dann geht einfach zu viel verloren. Schriftlich dagegen sind wir wesentlich konzentrierter.

Arbeitsblatt

- Wer oder was ärgert dich, was macht dich traurig oder enttäuscht dich?
- Was ist es genau, was dir daran nicht gefallen hat oder immer noch nicht gefällt?
- Wie soll er / sie / es sich ändern? Was willst du von ihm / ihr?
- Was genau soll er / sie tun oder lassen, sein, denken oder fühlen?

- Brauchst du etwas von ihm / ihr? Was soll er / sie dir geben oder für dich tun, damit du glücklich bist?
- Was denkst du über ihn / sie? Mache eine Liste.

Sehen wir uns an, was Alex auf diese Fragen geantwortet hat:

- Wer oder was ärgert dich, was macht dich traurig oder enttäuscht dich? *Mich macht wütend, dass Anna überhaupt keine Grenzen kennt. Sie beleidigt mich, wo sie kann. Sie respektiert mich überhaupt nicht.*
- Was ist es genau, was dir daran nicht gefallen hat oder immer noch nicht gefällt? *Sie macht immer aus einer Mücke einen Elefanten. Das ist furchtbar. Sie fängt ständig an zu streiten.*
- Wie soll er / sie / es sich ändern? Was willst du von ihm / ihr? *Ich möchte, dass sie mir zuhört. Ich will, dass wir einen fairen und ruhigen Streit austragen. Sie sollte nicht laut werden, verdammt noch mal!*
- Was genau soll er / sie tun oder lassen, sein, denken oder fühlen? *Anna sollte erkennen, was ich für ein guter Freund bin. Sie sollte mich wertschätzen und mich nicht so blöd behandeln.*
- Brauchst du etwas von ihm / ihr? Was soll er / sie dir geben oder für dich tun,

damit du glücklich bist? *Sie sollte mir zuhören. Sie sollte ruhig bleiben und auf das eingehen, was ich sage. Sie sollte nicht immer so schnell negativ denken.*

- Was denkst du über ihn / sie? Mache eine Liste. *Sie hört nicht zu. Sie versucht mich ganz schlimm zu verletzen. Sie wird schnell laut. Sie wird furchtbar schnell wütend. Sie respektiert mich nicht. Ständig kritisiert sie an mir rum.*

Da kann schon was zusammenkommen, nicht?

2. Schritt: Im nächsten Schritt stellen wir zu jedem dieser Aussagen vier Fragen und machen eine Umkehrung. Das hört sich auf den ersten Blick nach viel Arbeit an. Ist es aber nicht. Häufig reicht es aus, zwei oder drei Aussagen intensiv zu bearbeiten. Der Rest ergibt sich von selbst.

Nehmen wir die Aussage, weil sie mehrmals vorkam: „Anna respektiert mich nicht!" Die erste Frage, die wir uns dazu stellen, lautet:

1. Ist das wahr? Dabei gehen wir in uns und antworten aus unserem Herzen. D. h. wir geben nicht eine schnelle Verstandesantwort, sondern wir lassen diese Frage auf uns wirken.

Alex antwortete: „Natürlich ist das wahr!" Jede Antwort ist richtig. Hier geht es nicht darum, zu zensieren oder die richtige Antwort zu finden.

2. Kannst du wirklich hundertprozentig

wissen, dass es wahr ist? Du hast recht, es ist noch mal die gleiche Frage. Das liegt daran, dass wir dazu tendieren, die erste Frage zu schnell zu beantworten.

Die zweite Frage ließ Alex mehr auf sich wirken. Er meinte: „Nun, eigentlich kann ich es nicht wirklich wissen. Dazu müsste ich ja ihre Gedanken lesen können. Außerdem gibt es viele Situationen, in denen sie mich sehr respektvoll und gut behandelt. Abgesehen von unseren Streiten, ist sie sehr freundlich und zuvorkommend. Wenn sie mich nicht respektieren würde, wäre sie wahrscheinlich nicht mit mir zusammen. Ich kann also nicht wissen, dass sie mich nicht respektiert."

Als alternative Frage kannst du auch fragen: **Wo ist der Beweis?** Wenn du dir nicht sicher bist, überlege, wenn zwölf Zeugen Annas Verhalten gesehen hätten, wären sie alle zu der Meinung gekommen, dass Anna Alex respektlos behandelt?

Bei den ersten beiden Fragen geht es darum, unsere negativen Gedanken etwas aufzuweichen. Eine Fusion entsteht, wenn wir unseren negativen Gedanken glauben. Indem wir fragen: "Ist dieser Gedanke wirklich wahr?" Bekunden wir Zweifel an der Wahrheit. Vielleicht ist dieser Gedanke gar nicht wahr. Nur unter uns: Die meisten negativen Gedanken sind nicht wahr. Wenn du TheWork öfters machst, wirst du höchstwahrscheinlich ebenfalls zu dieser Folgerung kommen.

3. Wie reagiere ich auf diesen Gedanken? Was fühlen und wie handeln wir, wenn wir diesen Gedanken denken?

Bezogen auf unser Beispiel: „Wie reagiert Alex auf den Gedanken, dass Anna ihn nicht respektiert?" Damit sind Gefühle und Handlungen gemeint. Alex ärgert sich, wenn er denkt, dass Anna ihn respektlos behandelt. Dann wird er schnell laut und aus seiner Verletzung heraus, versucht er Anna ebenfalls zu verletzen. Das ist seine Reaktion auf diesen Gedanken.

4. Was wäre ich ohne diesen Gedanken? Ich bin ein großer Fan der Harry Potter Filme. Kennen Sie die Szene, in der *Dumbledore* mit seinem Zauberstab einen Gedanken aus seinem Kopf zieht? Genauso ist es hier: Stell dir vor, du könntest diesen Gedanken nicht denken. Was wäre dann?

Alex antwortet so: „Ich wäre dann nicht ärgerlich. Ich wäre im Hier und Jetzt. Ich könnte die Situation klarer sehen und würde sehen, dass Anna nur verletzt ist. Ich würde erkennen, wie oft ich Anna zuvor verletzt habe."

Alex erkannte, dass gar nicht Annas Handlungen ihn ärgerten, sondern seine negativen Gedanken dazu. Dies ist eine wunderbare Erkenntnis. Nicht das was passiert, lässt uns schlecht fühlen, sondern unsere Einstellungen und Gedanken dazu.

Die Umkehrung

Mithilfe der ersten beiden Fragen können wir erkennen, dass unsere negativen Gedanken nicht wahr sind. Frage drei und vier führen uns zu der Erkenntnis, dass nicht die Situation, sondern unsere negativen Gedanken dazu, uns schlecht fühlen lassen. Die Umkehrung setzt noch einen darauf: Unsere negativen Gedanken werden hier umgekehrt. Wir erkennen, dass das Gegenteil unserer negativen Gedanken wahr ist. Schauen wir uns das anhand des Beispiels von Alex an. Es gibt mehrere Möglichkeiten der Umkehrung:

1. Ist das Gegenteil wahrer?

Das Gegenteil ist: "Anna respektiert mich!“ Stimmt das? Ja! Es gibt viele Situationen, in denen Anna sehr liebevoll und positiv mit Alex umgeht. Sie respektiert ihn. Dass sie im Falle des Streits ärgerlich auf ihn ist und sogar laut wird, heißt nicht, dass sie ihn nicht respektiert.

2. Sich selbst einsetzen:

Anstatt zu sagen „Anna respektiert mich nicht!“ Lautet die Umkehrung: „Ich respektiere mich nicht!“ Bei der Umkehrung frage dich immer, ob sie wahrer ist als die ursprüngliche Aussage. Tatsächlich respektiert sich Alex nicht. Warum? Weil er negative Gedanken hat, die ihm selbst schaden. Manchmal muss man bei der Umkehrung kreativ sein und im übertragenen Sinne denken. Allerdings macht nicht jede Umkehrung Sinn. Es kann auch sein, dass eine Umkehrung sich einfach nicht gut anfühlt.

3. Mein Denken einsetzen:

Hier lautet die Umkehrung: „Mein Denken respektiert mich nicht!" In diesem Fall ist das ähnlich wie die vorhergehende Umkehrung. Ist diese Umkehrung wahrer als die ursprüngliche Aussage? Ja! Annas Verhalten gegenüber Alex wird nur respektlos durch die Interpretation von Alex. Nur durch den Gedanken: „Anna behandelt mich respektlos!" entsteht erst die Respektlosigkeit. Alex könnte beispielsweise auch denken: „Ich habe Anna verletzt. Sie verteidigt sich. Das tut mir leid." Die Gedanken lassen die Respektlosigkeit entstehen. Also ist diese Umkehrung wahrer.

4. Vertauschung:

Die Umkehrung lautet: „Alex respektiert Anna nicht!" Ist das wahrer als die ursprüngliche Aussage? Ja! Alex behandelt Anna ebenfalls nicht respektvoll. Er ist laut zu ihr, wütend und unversöhnlich.

Man muss nicht immer alle vier Umkehrungen durchführen. Es reicht, wenn wir eine finden, die uns wahrer erscheint, als die ursprüngliche Aussage. Die Umkehrung sollte uns berühren und uns klarmachen, wie einseitig wir die Situation beurteilt haben. Sie sollte einen Aha-Effekt auslösen.

Wie oft? Wie lange? TheWork ist eine Methode, die wir eher nicht akut anwenden. Wenn du allerdings sehr viel Erfahrung damit hast, ist auch die akute Anwendung möglich. Ansonsten solltest du für mindestens 1 - 3 Wochen TheWork täglich anwenden. Danach immer, wenn das negative Gefühl auftritt. Solange, bis du von dem intensiven negativen Gefühl befreit bist.

Tipps & Tricks

- **Schriftlich**: TheWork ist wirklich eine tolle Methode. Sie führt zu innerem Frieden. Du solltest sie regelmäßig anwenden und wichtig: Es muss schriftlich sein!
- **Fragen frisch beantworten**: Die Fragen sollten nicht mechanisch beantwortet werden. Ich weiß aus eigener Erfahrung: Wenn man mehr Erfahrungen mit TheWork hat, tendiert man dazu, die Fragen schnell zu beantworten, da ich die Antworten bereits weiß. Ich weiß meistens, dass der negative Gedanke nicht wahr ist. Und ich weiß, dass der negative Gedanke mich zu den negativen Gefühlen bringt. Trotzdem sollten wir immer frisch, als ob es das erste Mal wäre, die Fragen

beantworten.

- **In wessen Macht steht das?** Stelle diese Frage als fünfte Frage! Sie ist sehr wirkungsvoll. Sie gehört zwar nicht zu der ursprünglichen TheWork, ist aber eine sinnvolle Ergänzung. Im nachfolgenden Beispiel wird beschrieben, wie du mit dieser Frage umgehst.

- **Drei Beispiele bei der Umkehrung**: Bei der Umkehrung kannst du zusätzlich drei Beispiele finden, die die jeweilige Umkehrung stützen. Dies erhöht den Effekt der Umkehrung. Eine Umkehrung von Alex lautet: „Ich respektiere Anna nicht!“ Dazu suchte Alex drei Beispiele. Die fand er schnell: "Ich war laut zu ihr. Ich habe sie beleidigt und beschimpft." Wenn du drei Beispiele findest, so kannst du dir sicher sein, dass die Umkehrung wahrer ist, als der ursprüngliche negative Gedanke.

- **Tipp**: Frage dich, wenn du TheWork machst, wie wahrscheinlich das unangenehme Ereignis eintritt, wovor du Angst hast.

- Fred hat Angst, seine Arbeit zu verlieren. Er hatte seine beiden vorhergehenden Stellen verloren und hat diese Angst entwickelt. Tatsächlich drohte ihm keine Gefahr. Ich riet ihm, mit TheWork seine Ängste zu bearbeiten. Er hatte den Glaubenssatz: „Ich werde meinen Job verlieren. Das ist furchtbar.“ Bei der ersten Frage von TheWork konnte Fred sehen, dass er nicht wissen konnte, ob er seinen Job verlieren würde. Das half ihm zwar, aber nicht vollständig. Ich empfahl ihm, die Wahrscheinlichkeit, dass er gekündigt würde, einzuschätzen. Dazu sollte er folgendes kleine Formular[1] ausfüllen:

<table>
<tr><td colspan="5">Was ist das negative Ereignis von dem ich vorhersage, dass es passieren wird?</td><td colspan="5">"Ich werde meine Arbeit verlieren"</td></tr>
<tr><td colspan="10">In der Realität: Wie wahrscheinlich ist es, dass dieses negative Ereignis eintreffen wird?</td></tr>
<tr><td>1</td><td>2</td><td>3</td><td>4</td><td>5</td><td>6</td><td>7</td><td>8</td><td>9</td><td>10</td></tr>
<tr><td colspan="2">Absolut unwahrscheinlich</td><td colspan="2">sehr unwahrscheinlich</td><td colspan="2">ca. 50% Eintrittswahrscheinlichkeit</td><td colspan="2">sehr wahrscheinlich</td><td colspan="2">fast sicher</td></tr>
</table>

Fred kreuzte das Kästchen „3“ an. Es ist wichtig, dass wir dieses Formular schriftlich ausfüllen und nicht nur im Kopf machen. Fred konnte dadurch visuell erkennen, dass die Wahrscheinlichkeit sehr gering war. Dies hat ihm sehr viel Erleichterung verschafft. Bei Ängsten kann dieses Formular sehr hilfreich sein. Wichtig ist, dass du's tatsächlich schriftlich machst. Das wirkt immer stärker, als wenn du es dir nur im Kopf klarmachst.

Schauen wir uns ein weiteres Beispiel an.

Der negative Gedanke lautet: „Mein Chef sollte mich mehr anerkennen und loben.“

Du kannst noch eine fünfte Frage dazu nehmen, wenn du magst. Und zwar: „In wessen Macht steht das?“ Dies kannst du direkt als erste Frage formulieren. Schauen wir uns das näher an:

Der griechische Philosoph Epiktet schrieb vor fast 2000 Jahren in seinem „Handbüchlein der Moral“:

> *„In unserer Macht steht unser Denken, unser Tun, unser Begehren, unsere Abneigung, kurz: alles, was von uns selbst kommt. Nicht in unserer Macht steht unser Leib, unsere Habe, unser Ansehen, unsere äußere Stellung – mit einem Wort, alles, was nicht von uns selbst kommt.“*

Das bedeutet, was andere machen, steht nicht in unserer Macht. Äußere Faktoren, wie das Wetter, die Börse, der Verkehr usw. stehen auch nicht in unserer Macht. Warum ist es wichtig, dies zu wissen? Wenn wir uns klarmachen, dass es einfach nicht in unserer Macht steht, was andere Menschen tun, so können wir damit im Frieden sein.

Alex kann Anna nicht kontrollieren. Es sind ihre Gedanken, Gefühle und Handlungen. Alex kann nicht kontrollieren, dass sie gegenüber ihm laut wird. Durch die Frage: „In wessen Macht steht das?“, macht sich Alex noch einmal klar, dass er keinen Einfluss hat.

Etwas kontrollieren zu wollen, worauf wir keinen Einfluss haben, macht uns nur Stress. Wollen wir nicht alle ein stressfreies Leben? Wenn ja, so sollten wir uns nicht mehr darüber aufregen, wenn andere Menschen etwas tun, was sie nicht tun sollten. O. k., zurück zu unserem Beispiel:

1. In wessen Macht steht das? Es steht in der Macht meines Chefs. Nicht in meiner Macht. Ich kann meinen Chef nicht kontrollieren. Er hat seinen eigenen Kopf. Es ist gut zu wissen, wann wir etwas tun können und wann eben nicht. Wenn wir wissen, dass es nicht in unserer Macht steht, können wir es leichter akzeptieren und im Frieden damit sein. Deswegen ist diese Frage so wertvoll.

2. Ist es wahr? Und wo ist der Beweis? Ist es tatsächlich so, dass mein Chef mich mehr anerkennen und loben sollte? Wo ist der Beweis dafür? Gibt es ein Gesetz, das Chefs bei Gefängnisstrafe dazu verdonnert, ihre Mitarbeiter zu loben und anzuerkennen? Nein! Die Realität sagt uns, viele Chefs loben nicht. Allerdings, erkennt uns unser Chef sehr wohl an, denn er bezahlt unser Gehalt. Das ist auch eine Anerkennung. Wir folgern also: „Es ist nicht wahr."

3. Kann ich wirklich hundertprozentig wissen,

dass es besser wäre, wenn mein Chef mich loben und anerkennen würde? Hier haben wir die Frage etwas abgewandelt. Bei „sollte"-Sätzen können wir das einwandfrei machen. Wenn es kein "sollte"-Satz ist, dann stellen wir die übliche Frage: „Kann ich wirklich 100-prozentig wissen, dass es wahr ist?"

Wäre es wirklich besser? Vielleicht ja, vielleicht nein. Ich würde mich hier und da besser fühlen, wenn mein Chef mich lobt. Da wir uns gar nicht so häufig sehen, und er viel andere Dinge zu tun hat, würde er mich ohnehin nicht oft loben können. Ich würde mich zwar freuen, wenn er das tut, aber es macht wohl keinen großen Unterschied.

4. Wie reagiere ich auf diesen Gedanken? Ich ärgere mich über meinen Chef. Ich fühle mich nicht genug anerkannt. Das demotiviert mich.

5. Wer wäre ich, ohne diesen Gedanken? Ich wäre einfach im Hier und Jetzt. Ich würde meine Arbeit tun, und nicht darüber nachdenken, dass mein Chef mir etwas schuldig ist. Ich könnte meinen Chef als solch einen Menschen sehen, der er ist. Er macht seinen Job im Großen und Ganzen gut.

Die Umkehrung:

„Mein Chef sollte mich nicht anerkennen und loben." Ist dies wahrer? Ja. Denn er tut es nicht.

Immer wenn wir gegen die Realität kämpfen, verlieren wir und das führt zu Stress. Tatsächlich weiß ich gar nicht, ob es wirklich besser für mich wäre, wenn er mich loben würde. Eigentlich ist es egal.

„Ich sollte mich anerkennen und loben." Ist das wahrer? Na klar! Ich kann meinen Chef nicht kontrollieren, aber ich kann mich kontrollieren. Wenn ich mich selbst mehr loben und anerkennen würde, dann bräuchte ich das Lob meines Chefs nicht mehr.

„Ich sollte meinen Chef mehr loben und anerkennen." Ist das wahrer? In Gedanken verurteile ich meinen Chef häufig. Ich mache ihn runter. Ich würde mich tatsächlich besser fühlen, wenn ich meinen Chef mehr anerkennen würde.

Ein weiteres Beispiel:

Der negative Gedanke lautet: „Ich werde durch meine Panik sterben."

1. Ist es wahr? Und wo ist der Beweis? Viele Leute leiden unter Panik. Es ist noch nie jemand deshalb gestorben. Das ist auch nicht der Sinn von Panik: Panik soll uns vor gefährlichen Situationen schützen. D. h., wenn ein Tiger aus dem Gebüsch springt und unser Leben bedroht, sollen wir genügend Energie haben, um vor ihm zu fliehen. Das ist Panik. Es ist ein Überlebensprogramm. Also genau das Gegenteil. Wir folgern also: „Es ist nicht wahr."

2. Ist es wirklich wahr? Nein! Wenn wir zu diesem Schluss schon in der ersten Frage kamen, brauchen wir die zweite nicht erneut zu beantworten.

4. Wie reagiere ich auf diesen Gedanken? Wir entwickeln eine Angst vor der Panik. Das macht die Sache eher noch schlimmer. Wir sind unruhig und ängstlich.

5. Wer wäre ich, ohne diesen Gedanken? Ich wäre einfach im Hier und Jetzt. Ich würde mir keine Angst vor der Panik machen. Ich würde jetzt leben. Insgesamt wäre ich entspannter.

Die Umkehrung:

Hier passt am besten die Umkehrung: „Ich werde nicht sterben." Denn dies ist wahrer als die ursprüngliche Aussage. Panik ist ein Überlebens- und kein Sterbeprogramm.

Ich hoffe, das Beispiel konnte dir die Methode näherbringen. Es lohnt sich wirklich diese Methode anzuwenden. Möchtest du mehr wissen? Folgende Bücher und Links sind wahre Perlen:

- Boerner: *30 Minuten Ärger und Frustration auflösen.* Amazon: http://tinyurl.com/Boerner
  Dieses Buch ist schnell zu lesen. Es

erklärt *TheWork* kurz und gut. Ein Beispiel für dieses Buch wurde daraus entnommen.

- In *YouTube* gibt es viele sehenswerte Videos. Ich empfehle sehr Videos von *Byron Katie*. Sie ist die Gründerin der Methode *TheWork*. Wenn du dies anschauen möchtest, kannst du dies beispielsweise unter Byron Katie: http://tinyurl.com/ya8blefg tun. Alle ihre Bücher sind lesenswert und voller Weisheit.
- Ellis (2006): *Training der Gefühle: Wie Sie sich hartnäckig weigern, unglücklich zu sein.* Amazon: http://tinyurl.com/yb9l4rl2
  Dieses Buch ist von Dr. Albert Ellis. Er ist einer der Begründer der kognitiven Verhaltenstherapie. Dieses Buch wird dein Leben verändern. Es ist zwar nicht TheWork, aber erklärt ein sehr ähnliches Konzept, und zwar das ABCD-Modell.

Happiness-Tapping

Ich stelle hier nun eine Technik aus dem Bereich energetische Psychologie vor. Hierbei gibt es eine Vielzahl von unterschiedlichen Richtungen. Die bekannteste ist EFT. Hierbei werden bestimmte Akupressurpunkte stimuliert, gleichzeitig werden Affirmationen benutzt. Aus persönlicher Erfahrung kann ich sagen, dass diese Art von Klopftechniken ausgezeichnet wirkt, besonders bei Ängsten.

Ich erinnere mich noch gut daran, wie ich auf diese Technik stieß. Ich hatte Zahnschmerzen. Am Tag zuvor hatte ich ein kleines Büchlein über EFT (Emotional Freedom Technique) gekauft. Eine der ersten Varianten dieser Klopftechniken. Da ich keine Schmerzmittel nehmen wollte, dachte ich mir, ich probiere es einfach mal aus. Mit dem aufgeschlagenen Büchlein in der linken Hand wendete ich diese Technik an. Dabei musste ich mit meinen Fingern mehrere Punkte an meinem Körper und Gesicht abklopfen. Ich kam mir dabei etwas komisch vor, dachte mir aber: „Probieren geht über Studieren." Zu meinem Erstaunen wirkte diese Technik! Mein Zahnschmerz war nach einigen Minuten verschwunden. Ich muss allerdings dazu sagen, dass die Schmerzen nicht besonders stark waren. Trotzdem war ich sehr beeindruckt.

Die Klopftechniken wurden weiterentwickelt. Die neueste und schnellste Variante ist **Happiness-Tapping**. Diese Klopftechnik benutzt weniger Akupunkturpunkte und ist insgesamt vereinfacht. Sie ist sehr wirkungsvoll und schnell zu lernen. Sie hilft gegen alle Arten psychischer Leiden, aber auch körperliche Krankheiten können damit behandelt werden. Happiness-Tapping wirkt bei:

- Gewichtsabnahmen
- Allergien und Ekzeme
- Angst und Panikattacken
- Aufhören zu rauchen
- Depressionen
- Diabetes
- Hautkrankheiten und Psoriasis
- Migräne und Kopfschmerzen
- Legasthenie

Im Folgenden ein Erfahrungsbericht, von Daniel, der eine sehr ungewöhnliche Angst hatte:

Daniel hatte starke Angst vor Geld. Hier sein Erfahrungsbericht"Bevor ich Happiness-Tapping fand, hatte ich gewaltige Angstzustände, die jeden Bereich meines Lebens betrafen. Ich erinnere mich, dass, als ich meine Gehaltsschecks erhielt, die Angstzustände so intensiv waren, dass ich das alles in nur wenigen Tagen ausgab. Damals war mir der emotionale Zustand, in dem ich mich befand, nicht bewusst. Als ich anfing, Happiness-Tapping anzu-

wenden, änderte sich alles: Heute bin ich völlig in Frieden mit meinem Leben, habe Geld und gute Freunde. Es ist wirklich erstaunlich und die Vorteile und Veränderungen, die ich mit dieser Methode hatte [Happiness-Tapping], sind über das hinausgegangen, was ich erwartet habe."

Genug der Vorrede, fangen wir mit der Technik an:

Aktionsplan

Ziel: Abbau negativer Gefühle und Gedanken, Heilung

Technik

1. Ziel (Aiming): Aiming ist ein wichtiger Schritt. Frage dich: „Woher weiß ich, dass ich Angst habe? Ist es ein inneres Bild, Geräusch oder Gefühl?"

Bemerke, woran du es erkennst und wie du es in deinem Körper spürst.

Beispiel: Angenommen du sorgst dich bezüglich deiner Arbeitsleistung. Frage dich: „Woher weiß ich, dass ich mir Sorgen mache?" Es kann sein, dass du physische Symptome hast: Dein Herz schlägt etwas schneller oder du hast einen Knoten im Magen. Oder es entstehen Gefühle wie Ärger oder Irritation. Gleichzeitig entsteht ein inneres Bild von deinem Arbeitsplatz, wie dein Chef dich kritisiert. Das ist die Repräsentation deines Gefühls. „Je stärker du es fühlst, desto schneller wird es gehen". Sage dir, dass du es das letzte Mal fühlst.

2. Ordne dem Problem eine Zahl auf der SUD-Skala (Subjective Units of Distress) zu. Dies ist eine Skala von 0 (= keine Belastung) bis (10 = maximale Belastung, bspw. Panik). Diese Einschätzung ist völlig subjektiv. Der Angst, die du hast, ordnest du eine Vier zu. Jemand anders würde die gleiche Angst mit der Zahl 6 beziffern. Hier geht es vor allem darum, dass du den Erfolg der Technik verfolgen kannst.

3. Einstimmung für dein Unterbewusstsein: Nun geht's los. Dein Unterbewusstsein wird mit einem Bild auf den Heilungsprozess vorbereitet: „Stelle dir vor, wir nehmen die Wurzeln eines Baumes weg. Was würde automatisch geschehen? Das ist richtig, er würde umfallen und sterben."

Alternativ kannst du auch ein anderes Bild benutzen: "Stell dir vor, du hältst ein Bündel Heliumballons in deiner Hand. Was würde automatisch geschehen, wenn du deine Faust öffnest? Genau, sie würden davonfliegen."

Wähle eins der beiden Bilder aus und benutze sie vor jeder Heilbehandlung. Du stellst dir einfach dasjenige Bild möglichst lebendig vor.

4. Klopfe die Meridianpunkte und sage dabei: "Ich lasse los, ich lasse los, ich lasse los". Dabei richtest du deine Aufmerksamkeit auf die einzelnen Meridianpunkte.

Du klopfst am besten mit Zeige- und Mittelfinger etwa 10 Mal die einzelnen Punkte. Du kannst ruhig ordentlich klopfen. Es soll nicht wehtun, aber spürbar sein. In der folgenden Abbildung sind die Meridianpunkte rot gekennzeichnet.

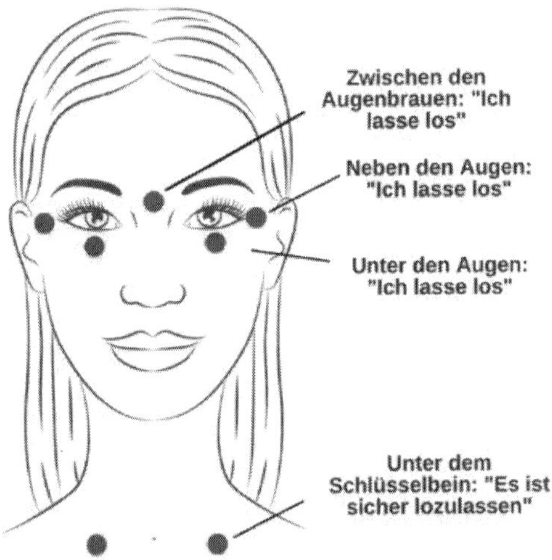

Quelle: www.freepik.com/free-vector/hand-drawn-woman-face_772692.htm'>Designed by Freepik

Die einzelnen Meridianpunkte sind einfach zu finden.

Zwischen den Augenbrauen: Dieser Punkt ist der Blase zugeordnet. Er liegt in der Mitte zwischen den Augenbrauen.

Neben den Augen (Gallenblase): Diese beiden Punkte liegen auf den Knochen direkt neben den Augen.

Unter den Augen (Magen): Diese beiden Punkte sind direkt unter den Augen, in der Mitte auf dem Augenknochen.

Schlüsselbeinpunkt (Niere): Gehe von der Halskuhle zum Schlüsselbein. Es ist egal, welches. Am Anfang ist direkt unter dem Schlüsselbein eine kleine Kuhle. Dort klopfst du. Die Niere ist in der chinesischen Lehre mit Angst verbunden. Wenn du also Angst hast, hast du oft ein Ungleichgewicht in der Nierenenergie.

Tipp: Du brauchst immer nur eine Seite klopfen – das reicht aus. Also nicht beide Punkte neben deinen Augen, sondern nur den rechten oder linken. Das kannst du ganz frei entscheiden.

5. Spanne deinen Anus an, während du die Meridianpunkte klopfst: In diesem Schritt wird ein Element aus dem Kundalini-Yoga hinzugefügt, und zwar den Anus anspannen. Dadurch wird Energie erzeugt, die die Wirbelsäule hochgeht.

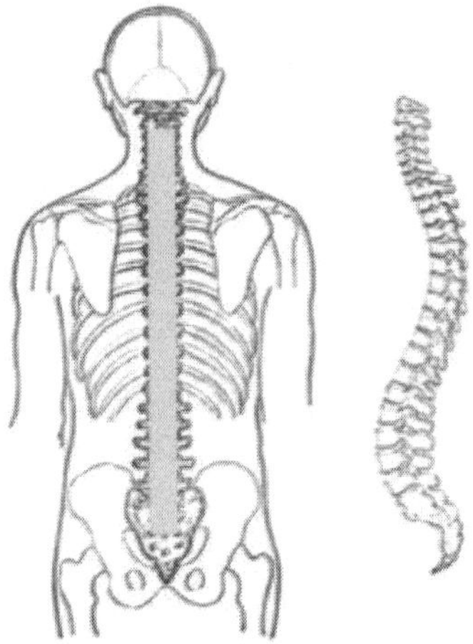

Den Anus anzuspannen ist ein Turbo. Dadurch wird das Klopfen der Meridianpunkte verstärkt. Die Technik wirkt also stärker.

Spanne also deinen Anus fest an. Achte darauf, dass deine Wirbelsäule gerade ist. Dies mag ungewohnt sein, aber es ist eine Technik, die in den verschiedensten Yoga-Disziplinen angewendet wird.

6. Nachdem du die Meridianpunkte geklopft hast, **massiere dein rechtes oder linkes Ohrläppchen:** Sage dabei: „Es ist sicher loszulassen!". Atme tief aus und sage: „Frieden".

Wusstest du, dass deine Ohren ein Spiegelbild deines Körpers sind? Alle Organe, dein Gehirn, deine Wirbelsäule usw., befinden sich auf deinen Ohren. Tatsächlich kennt die Traditionelle chinesische Medizin mehr als hundert Akupunkturpunkte an jedem Ohr. Deshalb hat die Ohrmassage nicht nur eine entspannende Wirkung, sondern aktiviert auch deine Vitalität, regt die Durchblutung an, fördert die Konzentration, stimuliert die Selbstheilung an und wirkt sich positiv auf alle Organe und Körperteile aus. In einer Minute hast du deinen ganzen Körper vitalisiert. Das nenne ich Effizienz.

O. K., los geht's: Massiere ein oder beide Ohren etwa 30 Sekunden bis eine Minute lang. Dabei fange mit den Ohrläppchen an. Nimm sie zwischen Daumen und Zeigefinger. Massiere und knete dann deine beiden Ohrmuscheln vom Ohrläppchen an langsam und kräftig nach oben. Die obere Seite deiner Ohrmuscheln massierst du, indem du sie zwischen Daumen- und Zeige- bzw. Mittelfingerkuppen nimmst. Massiere dann mit deinen Zeigefingerkuppen die Zentren der Ohrmuscheln, nahe der Gehörgänge.

Zum Schluss falte die Ohren in der Mitte zusammen, dann ziehe die Ohrläppchen nach unten und drehe die Ohren schließlich vor und zurück.

6. Stelle dir nun eine glückliche Erinnerung vor. Vielleicht stellst du dir vor, wie du das letzte Mal verliebt warst. Male dir die Situation aus, sodass du dich wirklich gut fühlst. Du kannst dich auch an deinen letzten Urlaub erinnern. Hauptsache du fühlst dich gut dabei.

7. Überprüfe nun mithilfe der SUD-Skala wie es dir geht. Wiederhole so lange die Punkte **4 bis 6**, bis du den Wert null auf der SUD-Skala erreicht hast.

Wie lange? Wie oft? Immer wenn Ängste auftreten, kannst du diese Technik anwenden. Du kannst ferner Ängste prophylaktisch abbauen.

Tipps & Tricks

- **Null auf der SUD-Skala**: Achte darauf, dass du tatsächlich klopfst, bis die Belastung auf null gesunken ist.
- **Ohrmassage**: Die genaue Abfolge ist nicht so wichtig. Hauptsache ist, dass du etwa 30 Sekunden lang dein Ohr reibst und massierst.
- **Fange mit nicht so intensiven Gefühlen an**. Es ist ratsam, dass du erst Sicherheit mit dieser Methode gewinnst, bevor du dich an starke Ängste oder Panik wagst. Fange mit Sorgen oder leichteren Ängsten an. Es wird dir Motivation und Sicherheit geben, wenn du erfolgreich diese Gefühle abbaust.
- Während der Behandlung können sich die Symptome und Bilder verändern. Behandle dann die neuen. Angenommen du hast Flugangst. Sie äußert sich durch beschleunigten Herzschlag. Nach ein paar Runden Happiness-Tapping ist dieses Symptom verschwunden, dafür

spürst du einen leichten Schmerz in der Nierengegend. Behandle diesen dann.

- **Friedenliste**: Du kannst eine Liste mit allen Ereignissen und Themen machen, die unangenehme Gefühle erzeugen. Diese Liste arbeitest du dann Tag für Tag ab. Das heißt, du nimmst dir jeden Abend ein Thema auf der Liste vor und bearbeitest es mit Happiness-Tapping. So wirst du Schritt für Schritt mehr Frieden in deinem Leben erfahren.

Call to Action

Suche dir eine leicht unangenehme Emotion heraus, Sorgen, Unruhe o. ä. Behandle diese mit Happiness-Tapping, bis sie auf der SUD eine Null hat. Feiere deinen Erfolg!

Die wichtigsten Punkte in Kürze

- Mit leichten Gefühlen kannst du hervorragend mit *Akzeptanz* managen. Akzeptieren bedeutet, dass wir dem Gefühl Raum geben und es zulassen.
- Bei mittelmäßig intensiven Emotionen kannst du mit der beruhigenden 4-7-8-Atmung arbeiten. Sie wirkt, wissenschaftlich erwiesen, hervorragend gegen Ängste. Alternativ kannst du dich verschiedenen Defusions-Techniken bedienen. Sie bewirken, dass du deine negativen Gedanken einfach nicht mehr wichtig nimmst.
- Ziemlich intensive Emotionen bekämpfst du mit der Sedona-Methode. Sie besteht aus vier Fragen und lässt dich deine Gefühle loslassen. Stattdessen kannst du mit der Technik der Löschtaste arbeiten. Dies ist eine verbesserte Version der Gedankenstopp-Technik.
- Sehr intensive Gefühle, wie beispielsweise eine Panik, solltest du prophylaktisch und akut bearbeiten. Dazu benutzt du TheWork oder Happiness-Tapping, wenn das Gefühl gerade nicht da ist. Dies machst du etwa ein bis drei Wochen. Für akute Situationen wählst

du eine der anderen Techniken aus.

KAPITEL 2: WIE DU DIE TECHNIKEN ANWENDEST: DER 5-SCHRITTE FRIEDENS-PROZESS

„Wer nicht täglich seine Furcht überwindet, hat die Lektion des Lebens nicht gelernt.“ – Ralph Waldo Emerson

In diesem Kapitel ...

- Die Zutaten hast du im letzten Kapitel kennengelernt. Nun folgt das Rezept: der 5-Schritte-Friedens-Prozess.
- Mit der Emotions-Matrix ganz einfach die passende Technik finden.
- 3 Bonus-Taktiken führen zum Erfolg.

Nun hast du eine Menge toller Techniken gegen alle Arten von Ängsten kennengelernt. Die meisten Bücher belassen es dabei. Das ist in etwa so als ob man Spaghetti Bolognese zubereiten möchte, aber nur die Zutatenliste vor sich hat. Wie lange man kocht, wie man die Zutaten zusammen gemixt, also das Rezept ist mindestens ebenso wichtig wie die Zutatenliste. Im Folgenden erfährst du das Rezept, und zwar wie genau du die oben beschriebenen Techniken anwendest. Das Rezept nennen wir den 5-Schritte-Friedens Prozess. Er hat sich bewährt und ist äußerst effektiv.

1. Schritt: Bestimme die Intensität und Häufigkeit

Welche Intensität und Häufigkeit hat das unangenehme Gefühl, um welches du dich kümmern möchtest?

Erinnerst du dich noch an Sara? Sie hatte damit zu kämpfen, ihrem Ex-Freund Mark zu verzeihen. Ihre Unversöhnlichkeit war hartnäckig. Sie musste täglich daran denken. Sie fühlte sich dann ärgerlich und verletzt und ordnete die Intensität bei „mittelmäßig intensiv" ein. Wenn ein unangenehmes Gefühl sehr hartnäckig ist, oder sehr intensiv, so ist es immer eine Überlegung TheWork anzuwenden.

2. Schritt: Auswahl und Anwendung der Techniken

Der Premium-Werkzeugkasten hat dir eine Reihe von tollen Methoden geliefert. Überlege dir, welche Techniken du davon anwenden möchtest. Die Intensität und Hartnäckigkeit in deiner Angst gibt dir Hinweise.

Häufigkeit / Intensität	selten (mehrmals wöchentlich)	gelegentlich (mind. 1x pro Tag)	oft (mehrmals / häufig täglich)	ständig (mehrmals stündlich)
1 = leicht	Expansion	Expansion	Expansion	Expansion
2 = mittel	Defusion/ 4-7-8-Atmung	Defusion/ 4-7-8-Atmung	Defusion/ 4-7-8-Atmung	Defusion/ 4-7-8-Atmung
3 = ziemlich	Sedona/ Löschtaste	Sedona/ Löschtaste	Sedona/ Löschtaste	The Work/ Happiness-Tapping
4 = sehr	Sedona/ Löschtaste	The Work/ Happiness-Tapping	The Work/ Happiness-Tapping	The Work/ Happiness-Tapping

Wenn du etwas Erfahrung hast, achte immer auch auf deine Intuition. Angenommen du erlebst ein unangenehmes Gefühl in den in der Intensität von 4. Trotzdem sagt deine Intuition, dass die Löschtaste am besten passt. Dann probiere es aus. Ansonsten schlage ich vor, probiere erst die Techniken aus, die für diese Intensität und Häufigkeit vorgesehen ist.

3. Schritt: wann und welche Umstände?

Identifiziere genau, wann und unter welchen Umständen dieses unangenehme Gefühl auftritt. Das ist wichtig! Benutze eine App oder einen Notizblock und schreibe genau auf, in welcher Situation und zu welcher Zeit das Gefühl auftritt. Ich weiß, so was ist nervig. Ich bitte dich, es trotzdem zu tun und sei es nur für ein paar Tage. Das Aufschreiben hat einige wichtige Vorteile:

- **Zum einen kann es Aufschluss über die Ursachen geben**. Vielleicht treten deine Ängste immer nach dem Besuch des Fitnessstudios auf. Das kann den Hinweis geben, dass du vielleicht zu intensiv trainierst und damit deinem Körper zu viel Stress zumutest.
- **Zum anderen wirst du achtsamer**. Du weißt nun, in welchen Situationen deine negativen Gefühle auftreten. Dies schafft dir Aufmerksamkeit, sodass du nicht automatisch reagierst. Was meine ich damit? Negative Gefühle laufen meistens automatisch ab. Du kommst in eine Situation, automatisch steigen negative Gedanken auf, du fusioniert mit diesem Gedanken und das negative Gefühl erscheint. Dieser Prozess ist

> eine Gewohnheit geworden. Immer und immer wieder läuft es so ab. Deswegen musst du dir erst das Bewusstsein dafür schaffen, nicht automatisch zu reagieren.

Wenn das unangenehme Gefühl eine maximale Intensität von 3 hat und gleichzeitig nicht häufig auftritt, so kann der Prozess hier schon zu Ende sein. Achte einfach darauf, dass du in der jeweiligen Situation, die jeweilige Technik anwendest. Trotzdem möchte ich dich noch auf Schritt fünf verweisen. Dort geht es um zusätzliche Ressourcen.

4. Schritt: Wie lange sollten die Techniken angewendet werden?

Dafür muss ich etwas ausholen. Negative Gedanken sind oftmals hartnäckig. Warum? Weil sie zur Gewohnheit geworden sind wie Zähneputzen. Wir müssen etwas Geduld haben, Gewohnheiten zu ändern. Früher dachte man, man muss eine Handlung 21 Tage lang wiederholen, dann ist es eine Gewohnheit. Leider stimmt das nicht. Neuere Studien haben ergeben, dass sich eine Gewohnheit zwischen 18 und 254 Tagen herausbildet. Im Durchschnitt bildet sich eine Gewohnheit nach 66 Tagen.[2] Wie lange eine Aktion benötigt, um eine Gewohnheit zu werden, hängt vor allem davon ab, wie schwierig und aufwendig sie ist. Zum Beispiel ist es schwieriger "eine Stunde joggen" als Gewohnheit zu etablieren, als 10 Minuten fernzusehen. Unser Körper ist darauf programmiert, möglichst Energie zu sparen. Dies ist ein Programm aus unserer Vorzeit, in der Nahrungsmittelknappheit noch zum Alltag gehörte. Da musste Energie, wo es ging, gespart werden. Deswegen fällt 10 Minuten fernsehen leichter als eine Stunde joggen.

Das bedeutet beispielsweise: Du musst im Durchschnitt 66 Tage hintereinander joggen, dann ist es eine Gewohnheit. Wenn es erst einmal eine Gewohn-

heit ist, dann musst du keinerlei Anstrengungen mehr dafür aufbringen. Dein Gehirn signalisiert dir vielmehr: „Wenn ich heute nicht jogge, fühle ich mich seltsam. Ich muss gleich herausgehen und joggen.“ Das tägliche Joggen gehört nun zu dir. Wenn du es nicht tust, fühlst du dich komisch. Das ist eine Gewohnheit.

Für uns bedeutet das: Wir müssen eine Technik mindestens 18 Tage anwenden, damit unsere Gewohnheit "negative Gedanken zu produzieren", abgebaut ist. Es kann aber auch länger dauern. Im schlimmsten Fall bis zu 254 Tagen. Davon ist allerdings eher nicht auszugehen, da negative Gedanken aufzugeben und durch zum Beispiel einen Gedankenstopp zu ersetzen, nicht sonderlich aufwendig ist.

Letztlich kannst nur du es wissen. Hinterfrage dich stets, wie es dir damit geht. Hast du das negative Denken bereits überwunden? Sehr bewährt hat sich folgender Ablauf:

1. Woche: Benutze konsequent die Technik, für die du dich entschieden hast. Am Ende fragst du dich, wie es dir damit geht und ob du vielleicht eine andere Technik ausprobieren möchtest. Falls, ja, bleibe bei dieser neuen Technik eine weitere Woche.

2. und 3. Woche: Praktiziere die Technik, zum Beispiel den Gedankenstopp. Ich empfehle, drei Wochen am Ball zu bleiben, damit die Veränderung tief greifend genug ist.

Jede weitere Woche: Bleibe jeweils eine weitere Woche bei der Technik. Du kannst übrigens gerne wechseln, wenn es dich motiviert. Wenn du das Gefühl hast, das negative Gefühl ist noch nicht völlig losgelassen oder akzeptiert, hänge noch eine Woche dran.

Lisa macht sich häufig Sorgen. Wenn diese auftreten, so ist das Gefühl nicht stark. Lisa schätzt die Intensität bei 2 ein. Die Sorgen sind allerdings ständig da. Das bedeutet, die Techniken, die infrage kommen, sind "Defusion" und "4-7-8-Atmung". Die Techniken sagten ihr nicht zu. Die Emotions-Matrix ist immer nur ein Vorschlag, man muss sich nicht sklavisch daran halten. Deswegen schlug ich in unserem Coaching „die Löschtaste“ vor. Gerade für Sorgen wirkt die „Löschtaste“ sehr gut. Lisa vereinbarte mit mir, dass sie diese Technik erst einmal für eine Woche praktiziert und schaut, was sich tut. Nach einer Woche hatten sich die Sorgen schon wesentlich gebessert. Wir vereinbarten, dass Lisa insgesamt drei Wochen lang die Technik ausführte. Danach hatte sich die ganze Geschichte schon so verbessert, dass Lisa die Technik aussetzte. Die Sorgen kamen zwar hier und da wieder, konnten aber von Lisa akzeptiert werden.

Das **Ziel** ist, dass entweder die negativen Emotionen nicht mehr auftauchen, oder dass wir sie **akzeptieren** können. Das bedeutet, wir kämpfen nicht mehr gegen eine Emotion an, sondern wir können sie ohne Vorbehalte da sein lassen. Sie stört uns nicht mehr, wir können ihr Raum geben. Akzeptanz ist ein sehr wichtiges Konzept. Wenn wir Emotionen akzeptieren, so sind wir mit ihnen im Frieden. Das heißt, wir können beispielsweise Angst haben und gleichzeitig im Frieden sein. Je weniger wir gegen eine Emotion ankämpfen, desto eher können wir sie loslassen.

5. Schritt: Zusätzliche Ressourcen

In Kapitel eins hast du den Premium-Werkzeugkasten kennengelernt. Zum einen sind dies bewährte und effektive Techniken, zum anderen sind sie universell anwendbar. Das bedeutet, sie sind nicht nur bei Ängsten, sondern auch bei anderen negativen Gefühlen anwendbar. Im vierten Schritt "zusätzliche Ressourcen" geht es um spezielle Techniken, die sich besonders bei Ängsten bewährt haben, wie zum Beispiel die Anti-Panik-Atmung.

In vielen Situationen gibt es wertvolle zusätzliche Ressourcen, die wir nutzen können. Wir können beispielsweise in eine Selbsthilfe Gruppe zu diesem Themenkreis gehen.

Die zusätzlichen Ressourcen anzuwenden ist optional. Vielleicht reichen dir die Techniken aus dem Premium-Werkzeugkasten schon völlig aus. Ich empfehle aber, die Ressourcen zu nutzen. Wenn du unter Panik leidest, so solltest du auf jeden Fall die Anti-Panik-Atmung in dein Repertoire aufnehmen Sie ist sehr wirkungsvoll. Auch würde ich immer empfehlen C.A.T.S anzuwenden. Dies ist ein einmaliger Prozess, der nur wenige Tage dauert. Legen wir los mit der Wechselatmung. Menschen mit Ängsten sind oft unruhig und haben viele Gedanken. Die Wechselatmung ist ein ungeheuer starkes Mittel, den Geist und Körper zu beruhigen.

Wechselatmung

Ziel: Entspannung

Technik:

1. **Setze dich mit geradem Rücken** auf einen Stuhl oder im Schneidersitz auf den Boden. Du kannst auch liegen. Achte dabei darauf, dass dein Kopf nicht erhöht ist.

2. **Tief ein- und ausatmen**: Atme tief und langsam ein. Atme aus und lasse alle Luft aus deiner Lunge entweichen. Bleibe dabei locker und entspannt.

3. **Linkes Nasenloch schließen**: Schließe sanft mit deinem Ringfinger dein linkes Nasenloch.

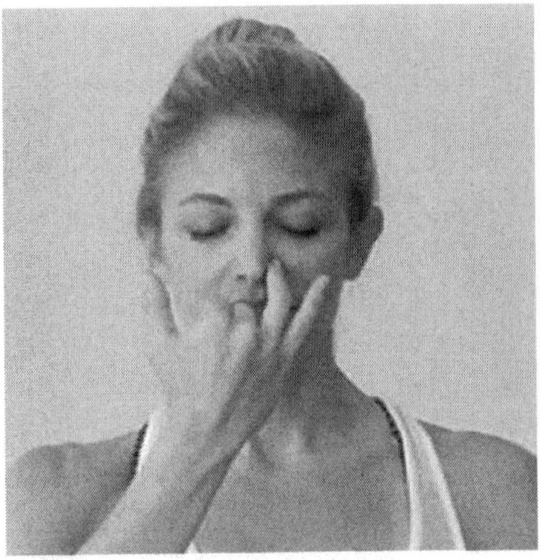

Quelle: http://www.sarvyoga.com/anulom-vilom-pranayama-steps-and-benefits/

4. **Rechts einatmen**: Atme durch dein rechtes Nasenloch ein.
5. **Rechts schließen**: Schließe sanft mit deinem Daumen dein rechtes Nasenloch.

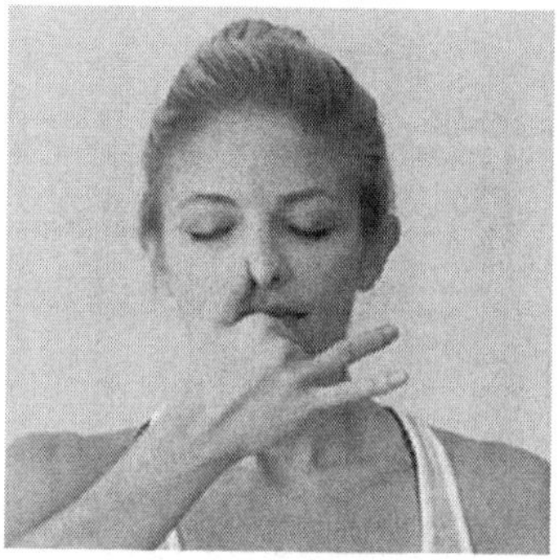

Quelle: http://www.sarvyoga.com/anulom-vilom-pranayama-steps-and-benefits/

6. **Links aus- und einatmen**: Atme durch dein linkes Nasenloch aus und ein.
7. **Links schließen**: Schließe nun sanft dein linkes Nasenloch.
8. **Rechts ausatmen**: Atme nun durch das rechte Nasenloch aus.
9. **10 x**: Usw. Mache so mindestens 10 Atemzüge.

Wie oft? Wie lange? Wende Sie diese Atmung jederzeit an, wenn du dich gestresst fühlst oder etwas mehr Entspannung benötigst.

Tipps & Tricks:

- **Wirkt gegen Ängste und Stress:** Die Wechselatmung wirkt hervorragend gegen Ängste und Stress, sie ist sehr entspannend. Probiere es aus. Du wirst sofort eine beruhigende Wirkung feststellen.
- **Bauchatmung**: Du solltest die ganze Zeit in den Bauch ein- und ausatmen.
- **Weniger als 10x**: Du musst nicht immer zehn Atemzüge machen. Weniger wirken auch.

Anti-Panik-Atmung (Apa): Die Geheimwaffe Gegen Panik

Die nächste Technik, die ich dir vorstellen möchte, ist eine sehr starke und wirkungsvolle Atemtechnik, die du speziell bei Panik einsetzen kannst. Du kannst sie natürlich auch bei leichteren Ängsten verwenden. APA ist auch hervorragend geeignet, um Energie aufzubauen. Wenn du also gerade müde bist und einen kleinen Energieschub benötigst, dann ist APA eine gute Wahl. Die Atemtechnik ist eine Kombination aus drei sehr wirkungsvollen Techniken:

Zum einen die **4-7-8-Atmung**, die für sich gesehen schon hervorragend gegen Ängste und Panik wirkt. Diese wird mit einer anderen Technik aus dem **Kundalini-Yoga** kombiniert. Der dritte Baustein ist aus der **Energetischen Psychologie**. APA ist anspruchsvoll. Aber mit etwas Übung wirst du sie spielend beherrschen. Wenn die Panik kommt, ist es sehr schwierig nur einen klaren Gedanken zu fassen. Deswegen ist es von größter Wichtigkeit, dass du diese Atmung in einer ruhigen Minute übst bist du sie im Schlaf kannst.

Wenn du unter Panik leidest, so lege ich dir ans Herz, APA auszuprobieren. Bitte nimm die kleine Mühe auf dich, sie zu üben. Du wirst keine bessere und wirkungsvollere Technik gegen Panik finden.

Technik

Ziel: Abbau von Panik und anderen starken Emotionen, Energieschub

Technik:

APA ist sehr kraftvoll gegen Panik, ist aber keine ganz einfache Technik. Deswegen habe ich sie in mehrere Schritte aufgeteilt.

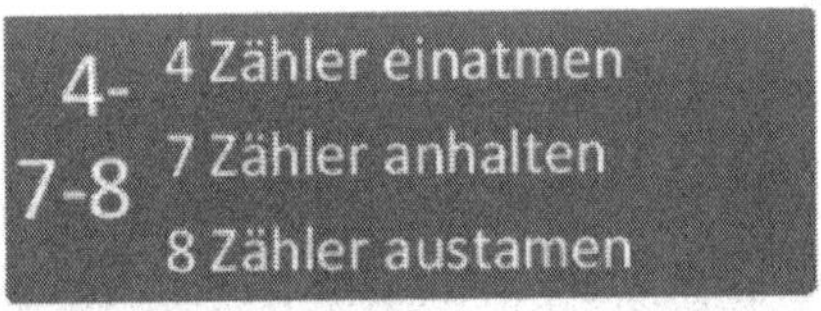

1. Schritt: 4-7-8 Atmung

In diesem ersten Schritt praktizierst du die 4-7-8 Atmung. Sie allein ist schon sehr wirkungsvoll gegen Ängste und Panik. Es gibt wissenschaftliche Studien, die nachweisen, dass die 4-7-8 Atmung stärker gegen Ängste und Panik wirkt als Medikament. Du hast diese Atmung schon oben kennengelernt, aber wir wiederholen sie kurz (ohne die Vorbereitung):

- Schließe deinen Mund und inhaliere lautlos durch deine Nase, wobei du bis **vier** zählst. Lege dabei deine Zungenspitze hinter deine Schneidezähne auf den Gaumen.

- Halte den Atem an, wobei du bis **sieben** zählst.
- Atme durch den Mund aus, so als, ob du Geburtstagskerzen ausblasen würdest, wobei du bis **acht** zählst.
- Das war ein Zyklus.

Das war's schon. Im nächsten Schritt fügen wir ein weiteres Element hinzu.

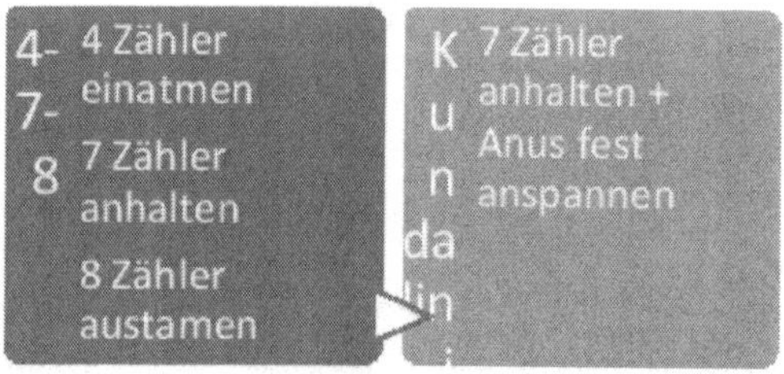

2. Schritt: 4-7-8 + Kundalini

In diesem Schritt wird ein Element aus dem Kundalini-Yoga hinzugefügt, und zwar den Anus anspannen. Dadurch wird Energie erzeugt, die die Wirbelsäule hochgeht.

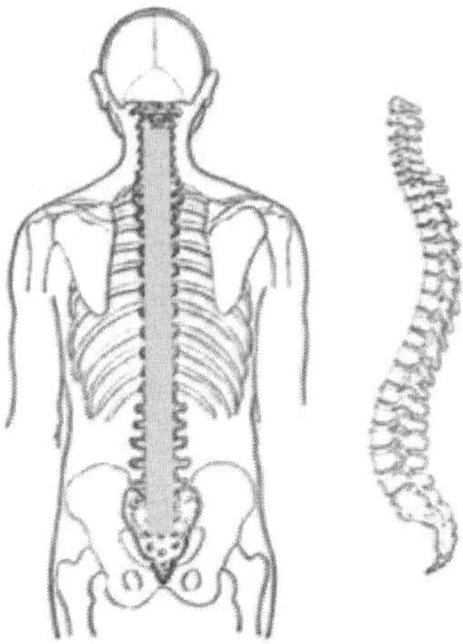

Energetische Techniken wirken hervorragend gegen Panik. Während einer Panik ist man nicht in der Lage, subtile Techniken auszuführen, aber den Anus anspannen schafft man sogar während eines Panikanfalls.

- Schließe deinen Mund und inhaliere lautlos durch deine Nase, wobei du bis vier zählst.
- Halte den Atem an, wobei du bis sieben zählst. **Spanne dabei deinen Anus fest an.** Achte darauf, dass deine Wirbelsäule gerade ist.
- Atme durch den Mund aus, so als ob du Geburtstagskerzen ausblasen würdest, wobei du bis acht zählst. Lasse dabei die **Spannung in deinem Anus los**.
- Wiederhole diesen Zyklus für insgesamt vier Atemzüge.

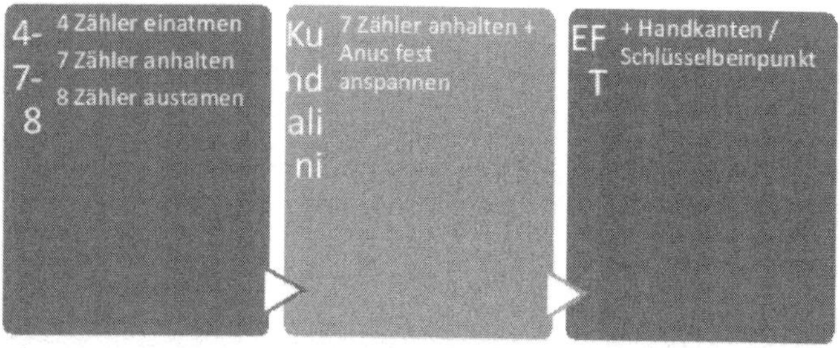

3. Schritt: 4-7-8 + Kundalini + EFT

Nun nehmen wir noch ein Element aus der energetischen Psychologie hinzu, und zwar dem EFT (Emotional Freedom Technique). Diese Methode arbeitet mit Akupunkturpunkten, um mentale Leiden, wie Ängste oder Depressionen mithilfe energetischer Techniken herr zu werden. Wir benutzen zwei Notfallpunkte, die speziell bei emotionalen Extremsituationen helfen: den Handkantenpunkt und den Schlüsselbeinpunkt. Diese klopfst du zusätzlich zu den bereits praktizierten Techniken.

- Schließe deinen Mund und inhaliere lautlos durch deine Nase, wobei du bis vier zählst. **Klopfe dabei den Handkantenpunkt.** Dabei klopfst du mit vier Finger feste auf deine Handkante (siehe Bild):

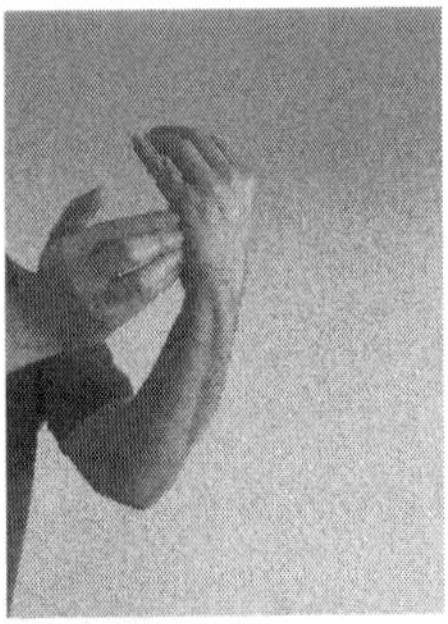

- Halte den Atem an, wobei du bis sieben zählst. Spanne dabei deinen Anus fest an. **Klopfe dabei den Handkantenpunkt.**
- Atme durch den Mund aus, so als ob du Geburtstagskerzen ausblasen würdest, wobei du bis acht zählst. Lasse dabei die Spannung in deinem Anus los. **Klopfe dabei den Handkantenpunkt.**
- Wiederhole diesen Zyklus für insgesamt vier Atemzüge. Beim 2. Zyklus klopfst du dann den **Schlüsselbeinpunkt(e)**. Du kannst nur einen oder beide Punkte klopfen.

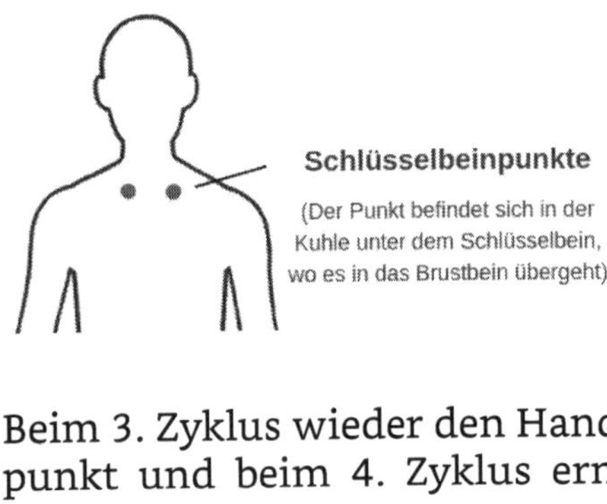

- Beim 3. Zyklus wieder den Handkantenpunkt und beim 4. Zyklus erneut den

Schlüsselbeinpunkt.

Das war APA. Sie besteht aus allen drei Schritten gleichzeitig. Auf den ersten Blick scheint es kompliziert, aber wenn du es ein paar Mal geübt hast, wird es kein Problem mehr sein.

Wie oft? Wie lange? Jedes Mal, wenn Panik aufsteigt. Du machst jeden Zyklus viermal. Normalerweise müsste die Panik erheblich gemildert sein, oder sogar ganz weg. Falls nicht, so praktiziere APA einfach weiter, bis die Panik vorbei ist.

Tipps & Tricks:

- **Diese Atemtechnik ist unglaublich stark gegen Panik**. Die 4-7-8-Atmung ist für sich gesehen schon optimal und wirkungsvoll gegen Ängste und Panik. Diese Atemtechnik hier ist die verstärkte Version, sozusagen der Anti-Panik-Turbo.
- **Zu der 4-7-8-Atmung kommen mehrere Elemente hinzu**: 1. Du spannst beim Halten des Atems deinen Anus an. Dies ist eine Technik aus dem Kundalini-Yoga. Dies wird ebenfalls zur Energetisierung verwendet. 2. Darüber hinaus werden die Notfallpunkte aus dem EFT benutzt.
- **In Stufen lernen**: Wenn du diese Atemtechnik übst, so fange an beim Halten des Atems deinen Anus anzuspannen, und zwar kräftig. Wenn du das verin-

nerlicht hast, dann füge das Klopfen der Punkte hinzu. Das alles hört sich kompliziert an, ist es aber nicht. Nach ein paar Mal hast du den Bogen raus. Und dann wirst du eine Technik haben, die dir in der Panik helfen wird.

- **Baby-Gefühle**: Versuche die Panik schon beim Aufsteigen in den Griff zu bekommen. Als Baby-Gefühl ist es leichter, sie zu kontrollieren. Wenn du dann die Atmung machst, ist alles schnell losgelassen.
- **Tipp**: Viele Leute die von Panik-Attacken betroffen sind, haben die Befürchtung, dass die Panik-Attacke nicht aufhört. Das ist natürlich nicht wahr. Panik ist ein extremer Alarmzustand des Körpers. Dieser kann nicht lange aufrechterhalten werden. Deswegen benötigst du dir keine Sorgen zu machen, die Panik wird auf jeden Fall vorbeigehen. Und dies auch völlig ohne irgendwelche Techniken.

Fred litt unter Panik. In einer Coaching-Sitzung hatte ich ihm die Anti-Panik-Atmung gezeigt. „Du musst sie üben, denn wenn du Panik hast, ist es schwierig, überhaupt etwas hinzubekommen. Du musst also die Technik richtig darauf haben und im Schlaf können." mahnte ich. „Alles klar, mache ich!", entgegnete Fred. Er hatte ein bis zwei Panikanfälle pro Woche. Zwei Tage nach der Sitzung hatte er den nächsten. Es erwischte ihn unmittelbar nach dem Aufstehen. Fred atmete 4 Sekunden ein und klopfte den ersten Notfallpunkt (Handkantenpunkt). Er hielt den Atem für 7 Sekunden an und spannte dabei den Schließmuskel fest an. Dann atmete er 8 Sekunden durch den Mund aus, so als, ob er Geburtstagskerzen ausblasen wollte. Er konnte sich in der Hektik des Geschehens nicht mehr an den zweiten Notfallpunkt erinnern, so klopfte er durchgehend nur den Handkantenpunkt. "Ich kann mich nicht mehr genau erinnern, aber ich glaube, ich atmete sechs Runden APA. Dann ließ die Panik nach. Ich war so erleichtert", gestand er mir in der nächsten Sitzung, „ich hatte zum ersten Mal das Gefühl, meine Panik unter Kontrolle zu haben." „Das hast du super hinbekommen. Es macht nichts, dass du den Schlüsselbeinpunkt weggelassen hast – es hat ja trotzdem funktioniert. Trotzdem: Trainiere die Atmung noch ein wenig, damit du sie im Schlaf kannst, denn Panik ist eine Extremsituation", erklärte ich. Fred konnte mithilfe der Anti-Panik-Atmung seine Panik innerhalb weniger Wochen nahezu auflösen.

Du kannst deine Panik mithilfe von APA sehr wirkungsvoll bekämpfen. Wichtig: Bleib dran! Es lohnt sich!

Call to Action

Nimm dir vor, die Technik *eine Woche* lang zu üben. Wenn Panik auftaucht, ist es wichtig, dass du die Übung im Schlaf kannst.

Montag: Mache 10 x täglich die 4-7-8-Atmung

Dienstag und Mittwoch: Praktiziere 10 x die 4-7-8-Atmung und spanne beim Atem anhalten deinen Anus an.

Donnerstag und Freitag: Füge nun das Klopfen der Meridianpunkte hinzu. Und praktiziere die Atmung 10 ×.

Samstag und Sonntag: An diesen Tagen übst du die vollständige Atmung je 10 Mal. Du wirst sehen, wie gut du dich nach APA fühlst.

C.a.t.s

Ob du es glaubst oder nicht, auch Nahrungsmittel verursachen Ängste und sogar Panik. Von einigen Nahrungsmitteln ist bekannt, dass sie Angst und Panik fördern. Trotzdem solltest du genau hinschauen, wann genau Angst und Panik bei dir auftreten und ob dies durch Nahrungsmittel verursacht sein kann.

Roger hatte einen empfindlichen Magen. Wenn er beispielsweise zu viel Fett aß, lag es ihm schwer im Magen. Wenn er fettiges kurz vor dem Schlafengehen aß, führte das bei ihm zu Panik in der Nacht. Er wachte dann auf, sein Herz raste und er hatte Panik. Zum Glück konnte er diese Panik einfach verhindern, indem er nichts Fettiges mehr vor dem zu Bett gehen aß.

Einige Nahrungsmittel fördern unsere Ängstlichkeit. Es ist eine hervorragende Idee, deren Aufnahme zu reduzieren oder ganz sein zu lassen. Sie werden als C.A.T.S. (Coffein Alcohol Tabacco Sweetener) bezeichnet:[3]

- **Koffein**: Wenn du unter Ängstlichkeit leidest, vermeide Koffein. Schon kleine Dosen können Angst und sogar Panik verursachen. Studien konnten feststellen, dass Panik durch Koffein entstehen kann. Dies ist von der genetischen

Disposition abhängig.[4] Menschen, die unter Sorgen und Ängsten leiden, sind häufig physisch angespannt, es wird durch Koffein noch verstärkt. Die Anspannung wird größer und somit auch Sorgen und Angst. Ganz allgemein gesprochen kann Koffein jede Form von Angst verstärken. Sogar kleinste Dosen sind dazu fähig. Untersuche deswegen, was du an Koffein zu dir nimmst: Kaffee, Energy-Drinks, Tee und Schokolade. Ja, du liest richtig. Sogar Schokolade enthält kleine Mengen an Koffein.

- **Alkohol**: Viele Menschen nutzen Alkohol, um zu entspannen. Als kurzfristigen Effekt wirkt Alkohol tatsächlich angstlindernd. Und entspannend. Ein paar Bier vor dem Zubettgehen fördern das Einschlafen. In Phasen dauerhaften Stresses, wie eine sehr kranke Person zu begleiten, greifen Menschen oft dauerhaft zu Alkohol. Das Problem: Alkohol lässt das Nervensystem in einem erregten Zustand. Trinkst du also Alkohol vor dem Zubettgehen, schläfst du schneller ein. Du wirst aber nach ein paar Stunden wieder wach und kannst nicht mehr einschlafen. Das ist der Alkohol. Aufgrund seines Effektes auf das Nervensystem ist Alkohol angst fördernd. Untersuche also, ob dein Alkoholkonsum eventuell mit Ängsten, die du hast, zusammenhängen kann.

Ganz allgemein ist es eine vielversprechende Idee, deinen Alkoholkonsum zu reduzieren.

- **Tabak**: Rauchen hat bekanntermaßen sehr viele Nachteile für die Gesundheit. Trotzdem wird das Rauchen als entspannend empfunden: Man legt eine kleine Raucherpause ein. Dieses kleine Ritual ist entspannend. Man zieht sich aus dem Alltagsstress zurück und genießt eine achtsame Pause. Dies liegt aber nicht am Rauchen selbst, sondern an dem daran hängenden Ritual. Trotzdem kann Tabakkonsum Ängste verursachen. Es kann sein, dass wenn du nur eine Zigarette rauchst, dies kein Problem darstellt, aber ab der Dritten wird es problematisch. Schau dir also genauer an, ob in deinem Leben ein Zusammenhang zwischen Ängsten und Rauchen bestehen könnte.
- **Süßstoffe und Zucker**: Auch Zucker kann Ängste hervorrufen, genauso wie künstlicher Süßstoff. Nicht jeder ist anfällig dafür. Überprüfe dies für dich selbst. Wann bist du ängstlich und hast du davor Zucker oder Süßstoff konsumiert?

So, das waren die üblichen Verdächtigen. Allerdings können auch andere Nahrungsmittel Ängste, Sorgen und Panik verursachen. Hier hilft es, achtsam zu sein. Der folgende Call to Action wird dir dabei helfen.

Call to Action

Am besten führst du ein paar Tage lang **Tagebuch**. Schreibe genau auf, wann Ängste bei dir auftreten, und was du davor zu dir genommen hast. Wenn du einen Zusammenhang findest, umso besser! Denn das ist die einfachste Lösung, um Ängste und Panik zu reduzieren.

5. Schritt: Wie lange sollten die Techniken angewendet werden?

Dafür muss ich etwas ausholen. Negative Gedanken sind oftmals hartnäckig. Warum? Weil sie zur Gewohnheit geworden sind wie Zähneputzen. Wir müssen etwas Geduld haben, Gewohnheiten zu ändern. Früher dachte man, man muss eine Handlung 21 Tage lang wiederholen, dann ist es eine Gewohnheit. Leider stimmt das nicht. Neuere Studien haben ergeben, dass sich eine Gewohnheit zwischen 18 und 254 Tagen herausbildet. Im Durchschnitt bildet sich eine Gewohnheit nach 66 Tagen.[5] Wie lange eine Aktion benötigt, um eine Gewohnheit zu werden, hängt vor allem davon ab, wie schwierig und aufwendig sie ist. Zum Beispiel ist es schwieriger "eine Stunde joggen" als Gewohnheit zu etablieren, als 10 Minuten fernzusehen. Unser Körper ist darauf programmiert, möglichst Energie zu sparen. Dies ist ein Programm aus unserer Vorzeit, in der Nahrungsmittelknappheit noch zum Alltag gehörte. Da musste Energie, wo es ging, gespart werden. Deswegen fällt 10 Minuten fernsehen leichter als eine Stunde joggen.

Das bedeutet beispielsweise: Du musst im Durchschnitt 66 Tage hintereinander joggen, dann ist es eine Gewohnheit. Wenn es erst einmal eine Gewohn-

heit ist, dann musst du keinerlei Anstrengungen mehr dafür aufbringen. Dein Gehirn signalisiert dir vielmehr: „Wenn ich heute nicht jogge, fühle ich mich seltsam. Ich muss gleich herausgehen und joggen.“ Das tägliche Joggen gehört nun zu dir. Wenn du es nicht tust, fühlst du dich komisch. Das ist eine Gewohnheit.

Für uns bedeutet das: Wir müssen eine Technik mindestens 18 Tage anwenden, damit unsere Gewohnheit "negative Gedanken zu produzieren", abgebaut ist. Es kann aber auch länger dauern. Im schlimmsten Fall bis zu 254 Tagen. Davon ist allerdings eher nicht auszugehen, da negative Gedanken aufzugeben und durch zum Beispiel einen Gedankenstopp zu ersetzen, nicht sonderlich aufwendig ist.

Letztlich kannst nur du es wissen. Hinterfrage dich stets, wie es dir damit geht. Hast du das negative Denken bereits überwunden? Sehr bewährt hat sich folgender Ablauf:

1. Woche: Benutze konsequent die Technik, für die du dich entschieden hast. Am Ende fragst du dich, wie es dir damit geht und ob du vielleicht eine andere Technik ausprobieren möchtest. Falls, ja, bleibe bei dieser neuen Technik eine weitere Woche.

2. und 3. Woche: Praktiziere die Technik, zum Beispiel den Gedankenstopp. Ich empfehle, drei Wochen am Ball zu bleiben, damit die Veränderung tief greifend genug ist.

Jede weitere Woche: Bleibe jeweils eine weitere Woche bei der Technik. Du kannst übrigens gerne wechseln, wenn es dich motiviert. Wenn du das Gefühl hast, das negative Gefühl ist noch nicht völlig losgelassen oder akzeptiert, hänge noch eine Woche dran.

Lisa macht sich häufig Sorgen. Wenn diese auftreten, so ist das Gefühl nicht stark. Lisa schätzt die Intensität bei 2 ein. Die Sorgen sind allerdings ständig da. Das bedeutet, die Techniken, die in Frage kommen, sind "Defusion" und "4-7-8-Atmung". Die Techniken sagten ihr nicht zu. Die Emotions-Matrix ist immer nur ein Vorschlag, man muss sich nicht sklavisch daran halten. Deswegen schlug ich in unserem Coaching „die Löschtaste“ vor. Gerade für Sorgen wirkt die „Löschtaste“ sehr gut. Lisa vereinbarte mit mir, dass sie diese Technik erst einmal für eine Woche praktiziert und schaut, was sich tut. Nach einer Woche hatten sich die Sorgen schon wesentlich gebessert. Wir vereinbarten, dass Lisa insgesamt drei Wochen lang die Technik ausführte. Danach hatte sich die ganze Geschichte schon so verbessert, dass Lisa die Technik aussetzte. Die Sorgen kamen zwar hier und da wieder, konnten aber von Lisa akzeptiert werden.

Das **Ziel** ist, dass entweder die negativen Emotionen nicht mehr auftauchen, oder dass wir sie **akzeptieren** können. Das bedeutet, wir kämpfen nicht mehr gegen eine Emotion an, sondern wir können sie ohne Vorbehalte da sein lassen. Sie stört uns nicht mehr, wir können ihr Raum geben. Akzeptanz ist ein essenzielles Konzept. Wenn wir Emotionen akzeptieren, so sind wir mit ihnen im Frieden. Das heißt, wir können beispielsweise Angst haben und gleichzeitig im Frieden sein. Je weniger wir gegen eine Emotion ankämpfen, desto eher können wir sie loslassen.

Die wichtigsten Punkte in Kürze

- Der 5-Schritte-Friedens-Prozess ist eine Schritt-für-Schritt-Anleitung, die für jede Art von negativen Gefühlen geeignet ist.
- Du beginnst damit, die Intensität und Häufigkeit deiner Gefühle einzuordnen.
- Mithilfe der Emotions-Matrix suchst du dir geeignete Techniken heraus.
- Notiere dir, wenigstens für ein paar Tage, wann deine Emotionen auftreten und in welchen Situationen. Dies wird dir wichtige Erkenntnisse liefern.
- Wende nun die Techniken an. Du solltest dies zumindest ein bis drei Wochen machen. So lange, bis deine Gefühle entweder weg sind oder du sie akzeptieren kannst.
- Sei offen für zusätzliche Ressourcen. Dies ist ein optionaler Schritt, aber ich empfehle dir, ihn zu tun.

So, das war's zum Thema Ängste. Wenn du dem 5-Schritte-Prozess folgst, dann werden sich deine Ängste schnell besser. Wichtig ist wie immer, dass du am Ball bleibst. Deine Ängste haben sich über Jahre aufgebaut, und leider werden sie nicht innerhalb von ein paar Tagen verschwinden. Aber sie werden weggehen! Vielleicht hast du Glück, und es dauert nur eine Woche, bis sie verschwinden oder du sie akzeptieren kannst. Vielleicht aber benötigst du etwas länger, möglicherweise ein paar Wochen oder sogar Monate. Bleib dran! Es lohnt sich!

TEIL 3: DEPRESSIONEN ÜBERWINDEN

"Alle Schwierigkeiten und Hindernisse sind Stufen, auf denen wir in die Höhe steigen."
Anonym

In diesem Teil ...

- Nutze die Techniken des Premium-Werkzeugkastens, um deine Depressionen zu bekämpfen
- Der 5-Schritte-Friedens-Prozess ist eine Schritt-für-Schritt-Anleitung, wie genau du mit deinen negativen Gefühlen der Niedergeschlagenheit und Depression umgehst.
- Nutze vor allem auch die Ressourcen.

Depressionen sind eine Volkskrankheit geworden. Falls du also Depressionen hast, bist du in zahlreicher und guter Gesellschaft. Bei Depressionen ist es immer eine Überlegung wert, einen Therapeuten aufzusuchen. Aber vielleicht hast du nur eine depressive Verstimmung. Jeder verspürt in seinem Leben Hoch und Tiefs, das muss auf keinen Fall eine Depression sein. Es ist aber gut, wenn du dir darüber Klarheit schaffst. Deswegen schaue dir die folgende Tabelle an. Gegebenenfalls kannst du die ausgefüllte Tabelle mit deinem Therapeuten besprechen. Kreuze in der Tabelle die Symptome an, die bei dir zu treffen.

Nr.	Symptome
1 ☐	Ich fühle mich ständig traurig, leer, down und depressiv.
2 ☐	Ich habe generell kaum Interesse an dem, was um mich herum vorgeht.
3 ☐	Mein Appetit und Gewicht haben entweder sehr zu- oder abgenommen.
4 ☐	Ich habe Schlafstörungen.
5 ☐	Ich fühle mich langsam und habe einen Mangel an Motivation.
6 ☐	Ich fühle mich schuldig oder wertlos.
7 ☐	Es fällt mir schwer, mich zu konzentrieren oder Entscheidungen zu treffen.
8 ☐	Ich fühle mich, als ob es besser wäre, wenn ich tot bin.

Quelle: *Cognitive Behavioural Therapy Workbook For Dummies.*

Hast du ein Häkchen bei eins oder zwei gesetzt und bei vier weiteren und hast dies schon seit mindestens zwei Wochen, dann bist du wahrscheinlich depressiv. Die Techniken in diesem Buch werden dir helfen. Trotzdem empfehle ich dir, einen Therapeuten oder Coach aufzusuchen. Wenn du weniger Häkchen gesetzt hast, dann bist du vielleicht einfach nur niedergeschlagen oder hast eine depressive Verstimmung. Auch in diesem Fall ist es gut die Techniken dieses Buches anzuwenden. Es soll ja keine ausgewachsene Depression daraus werden. Die Techniken in diesem Buch werden dir auf jeden Fall helfen, dich davon zu befreien.

Kosten der Depression

Depressionen beeinträchtigen dein Leben. Eine Depression hat nämlich Kosten. Es ist gut und hoffentlich motivierend, wenn du dir klarmachst, was du für deine Depressionen ob fast. Dafür reflektiere gerne über die folgenden Fragen:

- Was hast du in deinem Leben schon verpasst aufgrund deiner Depressionen?
- Welche Strategien hast du benutzt, mit einer Depression fertig zu werden?
- Verwendest du Zeit, um ungewollte negative Gedanken und Gefühle zu vermeiden?
- Wie effektiv waren die Strategien, die du bisher gegen deine Depression eingesetzt hast?
- Kannst du schätzen, wie viel Zeit und Energie du normalerweise täglich einsetzt, damit du depressive Gedanken und Gefühle vermeidest?

Wahrscheinlich sind deine Strategien, die du bislang benutzt hast, um deine Depressionen loszuwerden, nicht wirkungsvoll. Die Techniken und Strategien dieses Buches werden dir sicher weiterhelfen.

DER 5-SCHRITTE-FRIEDENS-PROZESS FÜR DEPRESSIONEN

„Manchmal müssen erst unangenehme Dinge passieren, um uns daran zu erinnern, etwas zu verändern." - Anonym

In diesem Kapitel ...

- Hast du überhaupt Depressionen? Oder bist du nur niedergeschlagen und hast eine depressive Verstimmung? Bestimme im ersten Schritt die Intensität und Häufigkeit deiner Gefühle.
- Wenn du negative Gefühle mit der Intensität vier hast, also Depressionen,

dann empfehle ich dir dringend entweder TheWork oder Happiness-Tapping zu nutzen. Dies sind prophylaktische Techniken, die du dann mit akuten Techniken, wie die Löschtaste kombinieren kannst.

- Als Bonustechniken findest du vier Taktiken in diesem Kapitel, die bei Depressionen und Niedergeschlagenheit sehr hilfreich sind. Ich empfehle dir, sie zu nutzen.

Nun geht's zur Sache. Genug geredet. Nimm dir nun den 5-Schritte-Prozess vor. Ich weiß, es ist als Depressiver oftmals nicht leicht, sich zu irgendetwas aufzuraffen. Noch nicht einmal dazu, etwas gegen die Depression zu tun. Trotzdem, ich glaube an dich! Zögere nicht lange, fang' einfach mit dem 5-Schritte-Prozess an. Jetzt! Eine Sache noch, Depressionen können hartnäckig sein. Deswegen empfehle ich dir, TheWork oder Happiness-Tapping in deinen Prozess zu integrieren. Weiterhin empfehle ich dir ein paar zusätzliche Ressourcen, die sehr wirkungsvoll sind. Der 5-Schritte-Prozess wurde im letzten Kapitel ausführlich beschrieben. Wir werden hier am Beispiel von Sabine den Prozess gemeinsam durchgehen.

1. Schritt: Bestimme die Intensität und Häufigkeit.

Sabine war eine junge hübsche Frau. Seit einigen Wochen schon litt sie unter Depressionen. Sie hatte sich von ihrem Freund getrennt und ihr Studium machte ihr keine Freude. Es war ein ständiger unterschwelliger Zustand. Sie hatte zu nichts Lust und wenn ihre Freundinnen sie anriefen oder ihr eine Nachricht schickten, hatte sie keine Lust, etwas zu unternehmen. Sie verließ kaum ihr Apartment. Sie ordnete die Intensität bei „mittel" ein. Die Häufigkeit bei „ständig".

2. Schritt: Auswahl der Techniken

Wir benutzen für Depressionen ebenfalls den Premium-Werkzeugkasten aus dem Kapitel über Angst.

Dieses Buch macht es dir wirklich sehr einfach. Sabine musste einfach bei mittel/ständig in der Emotions-Matrix nachschauen. Das bedeutet für Sabines spezielle Situation sind die Techniken 4-7-8-Atmung oder Defusion passend. Sabine entschied sich für die Atemtechnik und wendete sie regelmäßig an. Dadurch gelang es ihr recht schnell Abstand von ihren trüben Gedanken zu bekommen.

Häufigkeit / Intensität	selten (mehrmals wöchentlich)	gelegentlich (mind. 1x pro Tag)	oft (mehrmals / häufig täglich)	ständig (mehrmals stündlich)
1 = leicht	Expansion	Expansion	Expansion	Expansion
2 = mittel	Defusion/ 4-7-8-Atmung	Defusion/ 4-7-8-Atmung	Defusion/ 4-7-8-Atmung	Defusion/ 4-7-8-Atmung
3 = ziemlich	Sedona/ Löschtaste	Sedona/ Löschtaste	Sedona/ Löschtaste	The Work/ Happiness-Tapping
4 = sehr	Sedona/ Löschtaste	The Work/ Happiness-Tapping	The Work/ Happiness-Tapping	The Work/ Happiness-Tapping

Darüber hinaus empfahl Sabine zusätzlich TheWork einzusetzen. Sabine machte TheWork immer abends. Da fiel es ihr leichter, sich aufzuraffen. Sie staunte, welche abstrusen Gedanken sie manchmal hatte. „Mein Gott!", meinte sie zu mir.

„Ich bin so unfreundlich und hart zu mir selbst. Warum mache ich das?“ Ich erzählte ihr von meinem redseligen Darth Vader in meinem Kopf. "Das ist normal“, entgegnete ich, "die Stimmen in unserem Kopf sind meist nicht freundlich.“

3. Schritt: wann und welche Umstände?

Hier fand Sabine heraus, dass ihre Depressionen morgens stärker waren als abends. Deswegen vereinbarten wir, dass sie sich morgens direkt mit einer Freundin traf, um Sport zu treiben. Im Abschnitt „zusätzliche Ressourcen“ wirst du sehen, dass Sport ein großartiges Mittel gegen Depressionen darstellt.

4. Schritt: Zusätzliche Ressourcen

Für Depressionen gibt es ein paar tolle Ressourcen, die dir helfen werden:

1. Treibe Sport!

Es gibt Tausende von Studien, die die positiven gesundheitlichen Wirkungen von Sport nachgewiesen haben. Weniger bekannt ist, dass Sport auch positive Effekte auf unsere Zufriedenheit hat. Eine grundlegende Studie wurde von der Universität Stanford durchgeführt: Dabei wurden die Teilnehmer in drei Gruppen eingeteilt. Die erste Gruppe bekam Antidepressiva. Die zweite Gruppe trieb Sport: Die Teilnehmer fuhren dreimal pro Woche 40 Minuten lang Rad. Die dritte Gruppe hat beides gemacht. Das bedeutet, sie hat Antidepressiva genommen und sich sportlich betätigt. Das Ergebnis war interessant: Nach vier Monaten war die Entwicklung in allen drei Gruppen dieselbe! Es gab keine Unterschiede. Bei 60 % der Teilnehmer gab es eine deutliche Verbesserung. Das bedeutet, Sport wirkt genauso gut wie Medikamente. Die Studie wurde fortgeführt und es wurde beobachtet, wie viele von den 60 % rückfällig wurden. Deren Depression sich also wieder verschlimmerte. Nach zehn Monaten waren die Ergebnisse erstaunlich: Bei der Gruppe, die Antidepressiva genommen hatten, gab es eine Rückfallquote von 38 %. Bei der Gruppe mit Medikamenten und Sport gab es eine Rückfallquote von 31 %. Und jetzt halten Sie sich fest: Bei der Gruppe, die nur Sport trieb, gab es eine Rückfallquote von sage und schreibe 9 %! Das bedeutet, in der Langzeitwirkung war Sport den Medikamenten deutlich überlegen.[6]

Erstaunlich, oder? Und es ist gar nicht so viel Sport! Dreimal die Woche 40 Minuten Radfahren oder Joggen reichen völlig aus. Probiere es aus!

2. Positiver Tagesrückblick

Der positive Tagesrückblick hat sich als sehr erfolgreiche Intervention erwiesen: Depressionen lassen nach und das Glück steigt. Noch bis zu sechs Monate später, nachdem die Teilnehmer einer Studie den positiven Tagesrückblick anwendeten, waren die positiven Wirkungen messbar.[7] Sogar bei stark depressiven Probanden, die teilweise ihr Bett nicht verlassen konnten, war diese Technik erstaunlich wirksam. Nach nur zwei Wochen verbesserten sich 94 % wesentlich.[8]

Positiver Tagesrückblick

Ziel: Training des Genießens

Technik: Beim positiven Tagesrückblick geht es darum, drei Ereignisse zu finden und diese niederzuschreiben. Du kannst die Erfahrungen vertiefen, indem du jeweils "warum?" fragst. Beim positiven Tagesrückblick gibt es drei alternative Varianten, und zwar „Angenehme Erfahrungen“, "Einsatz deiner Stärken" und "Sinnhafte Erfahrungen". Wähle eine dieser Varianten aus:

1. Variante: Angenehme Erfahrungen: Frage dich: "Was war heute angenehm?" Oder frage dich: "Was war heute schön?". Finde drei angenehme Erfahrungen. Natürlich kannst du jederzeit mehr schreiben, aber drei Dinge reichen aus. Du kannst die Erfahrung vertiefen, indem du anschließend fragst: "Warum war das angenehm?" Dazu ein paar Beispiele.

Frage: „Was war heute schön?“ Antwort: „Ich habe heute Morgen mit meinem kleinen Sohn gespielt.“ Frage: „Warum?" Antwort: "Es war so süß, mit ihm zu knuddeln, er hat so gelacht und seine süßen Augen..."

Frage: "Was war heute angenehm?“ Antwort: „Ich bin heute Fahrrad gefahren. Das hat Spaß gemacht." Frage: "Warum?" Antwort: "Eigentlich wollte ich eine Fernsehserie schauen. Ich habe mich aber doch aufgerafft. Es war schön, weil es ein gutes Gefühl war, sich zu bewegen. Außerdem bin ich durch einen schönen Wald gefahren, das tat gut."

Die "Warum-Frage" vertieft das Erleben. Du kannst die Warum-Frage ganz frei beantworten – du kannst nichts falsch machen.

2. Variante: Einsatz Ihrer Stärken: Hierbei reflektierst du über drei Gelegenheiten am heutigen Tag, bei denen du deine Stärken eingesetzt hast. Frage dich: "Wo habe ich heute meine Stärken eingesetzt?". Du kannst dies vertiefen, indem Sie anschließend die Frage stellen: "Warum?" Dazu ein paar Beispiele.

„Wo habe ich heute meine Stärken eingesetzt?" Antwort: „Ich habe heute Morgen mit meinem kleinen Sohn gespielt." „Warum?" Antwort: „Ich bin ein liebevoller Vater und kann gut mit dem Kleinen spielen."

„Wo habe ich heute meine Stärken eingesetzt?" Antwort: „Ich bin heute Fahrrad gefahren. Das hat Spaß gemacht." Warum?" Antwort: „Ich bin diszipliniert und obwohl ich müde war, bin ich trotzdem Fahrrad gefahren."

3. Variante: Sinnhafte Erfahrungen: Am Ende des Tages notierst du drei sinnhafte Erfahrungen, die Sie heute hatten. Stellen Sie sich die Frage: "Was war heute sinnhaft?". Und dann: "Warum?" Dazu ein paar Beispiele:

Frage: „Was war heute sinnhaft?“ Antwort: „Ich habe heute Morgen mit meinem kleinen Sohn gespielt.“ Frage: „Warum?“ Antwort: „Mein Sohn gibt meinem Leben einen Sinn.“

Frage: „Was war heute sinnhaft?“ Antwort: „Heute war der Sonnenuntergang so schön.“ Frage: "Warum?“ Antwort: „Es war eine sinnhafte Erfahrung, weil es mir zeigte, wie schön die Welt ist und dass es mehr gibt als den Alltag."

Wie oft? Wie lange? Der positive Tagesrückblick wird täglich abends durchgeführt, und zwar schriftlich. Du kannst ihn so lange anwenden, wie es für dich stimmig ist.

Tipps & Tricks:

- **Mini-Gewohnheit**: Machen Sie den positiven Tagesrückblick als *Mini-Gewohnheit*. Sie können sich vornehmen, jeweils nur einen Satz zu schreiben. Oder Sie können sich vornehmen, drei Minuten daran zu arbeiten.
- **Was fällt Dir am leichtesten?** Die Glücksforschung verfolgt das Motto "Stärken stärken und Schwächen managen". Das bedeutet, dass du die Variante nehmen solltest, die dir am leichtesten

fällt. Mir persönlich gefällt die "Stärke-Variante" des positiven Tagesrückblicks am besten. Am wenigsten kann ich mit der "Sinnhaftigkeits-Variante" anfangen. Was liegt dir am meisten? Du kannst jederzeit variieren. Das heißt, heute Abend machst du den "Stärke-Tagesrückblick", morgen den "Angenehm-Tagesrückblick".

- **Schriftlich**: Es hat sich gezeigt, dass es am besten ist, den Tagesrückblick schriftlich zu machen. Wenn du einfach nur darüber nachdenkst, dann kann es leicht passieren, dass deine Gedanken abschweifen: Plötzlich befindest du dich gedanklich bei der heutigen Arbeit, wo gehörig etwas schiefgegangen ist. Deswegen wirkt es stärker, wenn du ihn schriftlich machst.

Ich möchte dir noch eine Technik vorstellen und zwar eine tolle Atemtechnik die dir sofort Energie gibt. Menschen, die niedergeschlagen sind oder unter Depressionen leiden, fühlen sich oft schlapp und energielos. Hier hilft diese Atemtechnik auf energetischer Ebene

3. Atem-Espresso

Kennst du das? Du bist eigentlich hundemüde, musst aber noch bei einem Meeting topfit sein. Oder du bräuchtest eigentlich ein Nickerchen, aber deine zwei süßen, aber manchmal leider auch anstrengenden Kinder, wollen beaufsichtigt werden. Es gibt viele Beispiele, bei denen wir einfach nicht die Zeit haben, uns zurückzuziehen und aufzutanken. Wäre es da nicht schön, wenn wir eine Technik hätten, die uns einen Energieschub in Sekunden gibt und das ganz ohne Nebenwirkungen? Und ja, es gibt tatsächlich so eine Technik. Ich nenne sie *Atem-Espresso*. Es ist eine Atemtechnik, die uns schnell Energie spendet – ganz ohne Nebenwirkungen.

Technik

Ziel: Energieschub

Technik:

1. Vorbereitung: Atme dreimal tief in den Bauch ein- und aus.

2. Atme aus der Nase ruckartig aus: Dies tust du, indem du deinen oberen Bauch schnell nach innen presst und dabei die Luft herausstößt. Die Hauptbeteiligten sind die oberen Bauchmuskeln. Sie werden stark und ruckartig nach innen gepresst. Das Ausatmen dauert nur etwa eine Sekunde.

3. Passiv einatmen: Lass einfach los und die Luft wird automatisch eingesogen. Auch das Einatmen ist kurz, und zwar ein bis zwei Sekunden.

4. Atme wieder aus der Nase ruckartig aus und passiv ein: Mache 10 Atemzüge in dieser Weise und atme dann wieder normal.

Fühlst du dich nun energetisiert?

Tipps & Tricks:

- **Erklär-Video**: Unter diesem Link erkläre ich den Atem-Espresso in einem Video: http://detlefbeeker.de/energie-schub-auf-knopfdruck-der-atem-espresso/

- **Ohne Vorbereitung**: Nach etwas Übung kannst du die Vorbereitung weglassen.
- **Weniger möglich**: Du musst nicht immer 10 Atemzüge machen. Weniger ist möglich. Hauptsache, du fühlst dich wohl und die Situation erlaubt es.
- **Anzahl bis zu 100**: Du kannst die Anzahl der Atemzüge nach und nach steigern. Bis zu 100 Atemzüge sind möglich. Beeile dich damit nicht. Bis du die 100 Atemzüge erreichst, kannst du dir Wochen und sogar Monate Zeit lassen. Wichtig ist, dass du dich dabei wohlfühlst. Achte dabei immer auf dich und deinen Körper.
- **Morgens nach dem Aufstehen**: Um für den Tag Energie aufzubauen, kannst du unmittelbar nach dem Aufstehen zwei Minuten lang den Atem-Espresso machen.
- **Nicht vor dem Schlafen gehen**: Der Atem-Espresso ist anregend. Mache ihn besser nicht vor dem Schlafengehen.
- **Vorsicht**: Falls Schmerzen oder Schwindelgefühle aufkommen, solltest du die Atmung unterbrechen, indem du längere Zeit still sitzen bleibst, ruhig und tief atmest.

Gegenanzeigen: Der Atem-Espresso darf nicht von Patienten mit Herzerkrankungen, Bluthochdruck, Schwindel, Epilepsie, Schlaganfall, Leistenbruch, Magengeschwür, Colitis, nach Operationen, Lungenemphysem oder während der Menstruation oder Schwangerschaft praktiziert werden.

Tipp: Du kannst die Wirkung noch erhöhen, wenn du dir dabei mit vier Fingerspitzen auf die Mitte deines Brustbeins klopfst. Dadurch wird die Thymusdrüse angeregt.

4. Nahrungsergänzungen: Bright Mood

Häufig werden bei depressiven Verstimmungen oder Depressionen schnell Anti-depressiver verschrieben. Sogar oft ohne begleitende Psycho-Therapie. Aus meiner Sicht ist dies keine optimale Vorgehensweise. Es gibt eine Reihe von pflanzlichen Heilmitteln und anderen nebenwirkungsfreien Mitteln, die man gut einsetzen kann. Ich möchte dir einen Wirkstoffkomplex vorstellen mit dem Namen Bright Mood. Es enthält Vitamine und pflanzliche Wirkstoffe. Ferner enthält es Serotonin Vorstufen, die dem Körper ermöglichen, leichter das Gute-Laune-Hormon Serotonin zu bilden. Gerade bei leichterer Niedergeschlagenheit kann es hilfreich sein. Es ist nebenwirkungsfrei und hatte eine gelungene Zusammensetzung verschiedenster Nahrungsergänzungen.

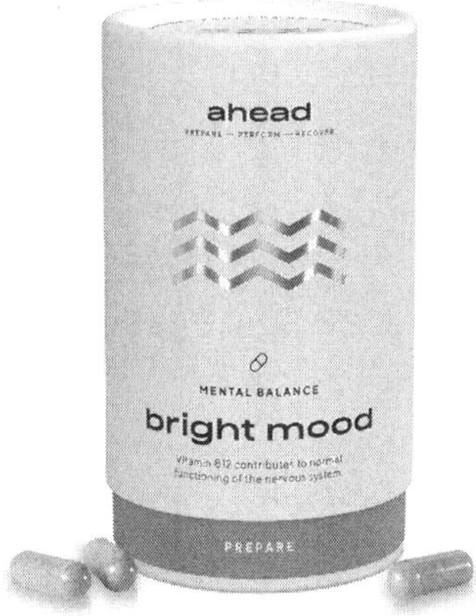

Diese zusätzlichen Ressourcen möchte ich dir wirklich ans Herz legen. Besonders die Ersten beiden wirken hervorragend. Ich weiß, es erscheint viel Material und viel zu tun. Deswegen überfordere dich nicht. Praktiziere aber wenigstens eine der drei vorgeschlagenen Ressourcen.

Die wichtigsten Punkte in Kürze

- Von in Niedergeschlagenheit über depressive Bestimmungen bis hin zu Depressionen reichen die Intensitäten.
- Wenn du unter wirklichen Depressionen leidest, ist es immer gut, einen Therapeuten oder Coach aufzusuchen.
- Die Techniken und die Vorgehensweise in diesem Buch werden dir helfen.
- Ich empfehle besonders in Ergänzungen zum Premium-Werkzeugkasten Sport zu treiben und den positiven Tagesrückblick anzuwenden. Beide Techniken sind wissenschaftlich bewährt.

TEIL 4: WUT UND ÄRGER BESIEGEN

"In der Wut verliert der Mensch seine Intelligenz." - Dalai Lama

In diesem Teil ...

- Ärger muss nichts Schlechtes sein. Wenn wir aber damit uns selbst oder anderen schaden, dann ist das Gefühl dysfunktional.
- Der 5-Schritte-Friedens-Prozess wird dich von deiner Wut befreien.

Ärger ist nicht unbedingt etwas Negatives oder Schlechtes. Aus Ärger wird ein

Problem, wenn wir ihn aggressiv oder sogar gewalttätig ausdrücken. Ärger entsteht, wenn wir daran gehindert werden unser Ziel zu erreichen. Auch, wenn wir uns bedroht oder angegriffen fühlen, kann Ärger oder Wut entstehen.

Ärger und Wut kommen vor. In einigen Kulturen mehr, in anderen weniger. Vielleicht kennen Sie auch den stereotypen Streit eines italienischen Ehepaares. Die Frau wirft mit Tellern und der Mann schreit herum. Zwei Minuten später liegen sie sich in den Armen und küssen sich. Die deutsche Streitkultur ist da ruhiger.

Schau dir die folgende Tabelle an und fülle sie aus. Dadurch erhältst du ein besseres Gefühl dafür, ob dein Ärger und deine Wut ein Problem sind oder nicht.

in den letzten 6 Monaten, wenn ich ärgerlich, wurde, dann...	**nie**	**einmal**	**mehr als einmal**
wurde ich depressiv			
hatte ich einen Streit			
zerstörte ich etwas			
hatte ich Streit mit geliebten Menschen			
verletzte ich mich selbst			
sagte ich furchtbare Dinge zu anderen			
gefährdete ich berufliche Gelegenheiten			
bekam ich Ärger mit der Polizei			
fuhr ich riskant			
fühlte ich mich beschämt und schuldig			

Kommst du zum Schluss, dass du deinen Ärger bekämpfen möchtest, so bist du hier genau richtig. Ich werde dir eine Schritt-für-Schritt-Lösung vorstellen, wie du deinen Ärger in den Griff bekommst.

Wie mit allen Gefühlen ist es am einfachsten, Ärger in den Griff zu bekommen, wenn er noch ein Baby-Gefühl ist. Damit meine ich, dass dieser Ärger gerade erst entstanden ist. Der Ärger ist nur noch schwer zu stoppen, wenn eine Stress-Antwort ausgelöst wurde. Wenn dein System sich bedroht fühlt, dann wird eine Stress-Reaktion ausgelöst: D. h. du fliehst oder du kämpfst.

Dies ist noch ein Überbleibsel aus längst vergangenen Zeiten, als wir noch Angst davor haben mussten, von einem Tiger angegriffen zu werden. Wurde damals eine Bedrohung wahrgenommen, so wurde das rationale Denken abgeschaltet, und wir wurden blitzschnell darauf vorbereitet, zu fliehen oder zu kämpfen.

In der heutigen Zeit ist das nicht optimal. Haben wir Streit mit unserem Partner, und er greift uns verbal an, so ist das nicht lebensbedrohlich. Wir müssen nicht fliehen oder kämpfen. Aber leider ist unser rationales Denken abgeschaltet, unsere Amygdala gewinnt die Oberhand. Dies ist ein kleiner Teil im Gehirn, der für die Stress-Reaktion zuständig ist. Anders gesagt, wir verlieren die Kontrolle. Hast du das schon mal erlebt? Plötzlich ist deine Wut so stark, dass du Sachen sagst oder tust, die du sonst nicht tun würdest? Im Nachhinein wunderst du dich, wie so etwas passieren konnte. Hier war die Amygdala im Spiel. Am besten wäre es, wenn diese Stress-Reaktion gar nicht erst ausgelöst wird.

Lara war sehr beliebt. Sie sagte von sich selbst, dass sie eine unkomplizierte Person sei. Fragte man allerdings ihren Freund, Bernd, so war dieser völlig anderer Meinung: „Sie wird schnell ärgerlich! Wenn sie wütend ist, ist sie eine andere Person. Sie hat schon öfters ihr Handy nach mir geworfen. Zum Glück nie getroffen. Letztens noch hat sie mein Headset kaputt gemacht." Abgesehen von diesen intensiven Auseinandersetzungen, führten die beiden eine gute Beziehung. Trotzdem belasteten die Streitigkeiten die Partnerschaft sehr. Mehrmals hätten sie sich deswegen beinahe getrennt. Deswegen war es Lara wichtig, ihre Wut und die Streite in den Griff zu bekommen.

Wie gehen nun beispielhaft den fünf Schritte Prozess bei Ärger durch.

DER 5-SCHRITTE-PROZESS BEI ÄRGER

"Wenn wir wütend sind, werden wir blind für die Wirklichkeit." – Dalai Lama

In diesem Kapitel ...

- Bestimme zuerst die Intensität und Häufigkeit deines Ärgers.
- Wähle aus dem Premium-Werkzeugkasten/der Emotions-Matrix deinen Techniken aus.
- Im vierten Schritt findest du zwei zusätzliche Techniken, die beide wunderbar stark gegen Ärger und Wut sind. Ich empfehle zumindest eine der beiden Techniken einzusetzen

1. Schritt: Bestimme die Intensität und Häufigkeit

Wie stark sind dein Ärger oder Wut? Wie häufig treten die Gefühle auf und wie intensiv sind sie?

Lara befand ihre eigene Wut als sehr stark: Die Intensität lag also bei vier. Die beiden stritten sich etwa ein- bis zweimal pro Woche. Eigentlich hätte Lara hier „selten" nehmen müssen. Da ihr subjektives Empfinden war, dass dies noch zu häufig sei, gab sie an „gelegentlich". Ihre Auswahl siehst du in der Emotions-Matrix am roten Kreis.

2. Schritt: Auswahl der Techniken

Suche Dir nun die Technik aus, die zu Deiner Intensität passt.

Häufigkeit / Intensität	selten (mehrmals wöchentlich)	gelegentlich (mind. 1x pro Tag)	oft (mehrmals / häufig täglich)	ständig (mehrmals stündlich)
1 = leicht	Expansion	Expansion	Expansion	Expansion
2 = mittel	Defusion/ 4-7-8-Atmung	Defusion/ 4-7-8-Atmung	Defusion/ 4-7-8-Atmung	Defusion/ 4-7-8-Atmung
3 = ziemlich	Sedona/ Löschtaste	Sedona/ Löschtaste	Sedona/ Löschtaste	The Work/ Happiness-Tapping
4 = sehr	Sedona/ Löschtaste	The Work/ Happiness-Tapping	The Work/ Happiness-Tapping	The Work/ Happiness-Tapping

Anhand der Tabelle wählte Lara Happiness-Tapping. In unserem Coaching riet ich ihr zu der starken energetischen Technik Happiness-Tapping. Da Wut ebenfalls sehr energetisch ist, ist Happiness-Tapping ein wirkungsvolles Gegenmittel. TheWork oder Happiness-Tapping sind vor allem prophylaktische Techniken. Wir wenden Sie am besten an, wenn gerade keine Wut oder nur im geringen Ausmaß da ist. So können wir die Wut langfristig abbauen. Trotzdem sollten wir noch eine zweite Technik auswählen für akute Situationen. D.h. wenn die Wut da ist, brauchte Lara eine Technik um sich beruhigen zu können Als zweite Technik schwankte sie zwischen der Sedona-Methode und der 4-7-8-Atmung. Sie entschied sich, beide ein paar Tage auszuprobieren und sich dann festzulegen.

3. Schritt: Wann und welche Umstände?

Trage in eine App oder ein Notizbuch genau ein, wann und unter welchen Umständen, deine Unversöhnlichkeit auftritt.

Hierbei stellte Lara fest, dass sie schneller wütend wurde, nachdem sie einen langen Arbeitstag hatte. Stress in anderen Lebensbereichen förderte also ihre Wutbereitschaft. Dies war eine wichtige Erkenntnis. Sie überlegte mit ihrem Partner gemeinsam wie sie diese Erkenntnis nutzen könnte. Sie vereinbarten, dass Lara, wenn sie nach Hause kam, erst einmal eine halbe bis Stunde für sich alleine benötigte. Sie zog sich dann in ihr Zimmer zurück, hörte etwas beruhigende Musik, machte Yoga und danach war sie wesentlich entspannter, alleine dadurch trat ihre Wut wesentlich seltener auf.

4. Schritt: Zusätzliche Ressourcen:

Ich möchte dir noch zwei weitere Techniken aus dem genialen Buch *How to Deal with the Irrational and Impossible People in Your Life* von *Mark Goulston* vorstellen. In dem Buch geht es darum, wie wir mit schwierigen und irrationalen Menschen umgehen. Ein bedeutungsvoller Faktor ist es, dass wir in Streitsituationen gelassen bleiben. In dem Buch werden mehrere Techniken vorgestellt, die sehr wirkungsvoll sind. Zwei von diesen „Waffen" stelle ich dir als starke Anti-Wut-Techniken vor.

Waffe #1: Deute Einen Angriff Als Chance Um

Ärger und Wut haben immer etwas mit anderen Menschen zu tun. Wir streiten beispielsweise mit unserem Chef, unserem Nachbarn oder unserem Partner. Ärger entsteht, wenn wir uns angegriffen fühlen.

Lara stritt mit ihrem Freund Bernd. Sie beschuldigte ihn, dass er ihr nicht zuhörte. Gereizt konterte er zurück: „Nerv mich nicht! Ich arbeite gerade an meinem Notebook! Nimm dich nicht immer so wichtig!“ Das war ein Angriff. Normalerweise hätte Lara zurückgeschossen. Diesmal benutzte sie Waffe #1.

Was ist damit gemeint, einen Angriff als Chance zu sehen? Unsere normale Reaktion ist es, einen Angriff mit einem Gegenangriff zu kontern. Wir können uns aber auch dafür entscheiden, solch einen Angriff als Möglichkeit zu sehen, ruhig und gelassen zu bleiben. Es gibt eine nette buddhistische Geschichte zu diesem Thema:

Einst kam ein Vater sehr aufgebracht zu Buddha. Sein Sohn wollte ein Schüler Buddhas werden und mit ihm reisen. Sein Vater hatte Angst, seinen Sohn zu verlieren. Er gab Buddha die Schuld. Er wurde ärgerlich und wütend und beschimpfte den Buddha. Er griff ihn an und wurde sogar laut. Buddha hörte ihm zu. Er blieb gelassen. Als der Vater geendet hatte, sprach Buddha: „Ich verstehe dich, aber es ist deine Wut und nicht meine.“ Daraufhin, so die Legende, warf sich der Vater Buddha zu Füßen und wurde augenblicklich sein Schüler.

Eine schöne Geschichte. Wäre es nicht cool, wenn wir genauso gelassen bleiben könnten wie Buddha? Warum müssen wir unseren Frieden von anderen Leuten abhängig machen? Wenn andere wütend auf uns sind, hat das sehr häufig gar nichts mit uns zu tun. Warum sollten wir uns also aufregen? Nun, das ist die erleuchtete Perspektive. Wir Fußvolk regen uns schnell auf, wenn wir angegriffen werden. D. h. aber nicht, dass wir nicht versuchen können uns weiterzuentwickeln.

"Lass das Verhalten anderer nicht deinen inneren Frieden stören." Dalai Lama

---

Dies ist der Hintergrund von Waffe #1. Wir sehen diesen Angriff als Gelegenheit, uns weiterzuentwickeln. Im Angesicht des Sturms bleiben wir gelassen. Wir lassen uns nicht unseren Frieden nehmen.

Wie machen wir das praktisch? Nehme den Satz,

"Chance für Gelassenheit"

als Affirmation in dem Streit. Sage diese Affirmation immer wieder vor dich hin, bis du tatsächlich gelassener geworden bist. Wenn dies der Fall ist, kannst du den Streit in konstruktive Bahnen lenken. Vielleicht kannst du sagen: „Ich mag es nicht, wie du mich persönlich angreifst. Trotzdem möchte ich verstehen, was genau dir wichtig ist. Könntest du es noch einmal in einem ruhigen Ton sagen?“ Ich weiß, das ist schwierig. Man wird angegriffen und soll dann auch noch gelassen bleiben. Aber keiner hat gesagt, dass es einfach werden wird.

Waffe #2: Visualisiere Deine Mentoren

Ruhig zu bleiben, wenn man eigentlich wütend werden möchte, ist nicht leicht. Deine Mentoren können dir dabei helfen. Was meine ich mit Mentoren? Dies sind Lehrer und Vorbilder in deinem Leben. Ich beispielsweise mag Byron Katie aufrichtig. Sie ist sehr gelassen und friedvoll. Du kannst auch einen fiktiven Mentor nehmen. Vielleicht eine Figur aus einem Film: Neo aus dem Film Matrix, oder Gandalf aus der Ringe-Trilogie. Es kann aber auch deine Mutter oder dein Vater sein. Ein alter Freund oder ein anderer Verwandter.

Waffe #2: Visualisierung Deiner Mentoren

Ziel: Ärger und Wut abmildern

Technik

1. **Kurze Pause**: Wenn du deine Wut aufwallen spürst, bitte deine Mentoren um Hilfe. Lege dafür eine kleine Pause ein. Du kannst etwa deinem „Gegner“ mitteilen, dass du kurz auf die Toilette musst.

2. **Visualisiere nun deine Mentoren**. Stell dir vor, wie dich ihre Gelassenheit und Liebe erfüllt. Stell dir vor, welche Ratschläge sie die geben. Spüre wie deine Wut nachlässt und innerem Frieden weicht.

3. **Danke deinen Mentoren**. Kehre nun zur Unterhaltung zurück.

Wie oft? Wie lange? Jedes Mal, wenn du Wut aufwallen fühlst.

Tipps & Tricks:

- **Andere Situationen**: Du kannst deine Mentoren übrigens auch in anderen Situationen um Hilfe bitten. Wenn du Ängste hast, ein schwieriges Gespräch usw.

- **Spiele mit der Visualisierung herum**: Du kannst die Mentoren vorstellen, wie sie über deinem Kopf schweben und wie sie helles Licht und Energie in dich hinein strahlen. Ein anderes Bild wäre, wenn du einen Mentor in der Mitte deines Brustkorbes visualisiert. Dort strahlt er helles Licht und Energie aus, die deinen ganzen Körper erfüllt. Schau welches Bild sich am besten für dich anfühlt.

Lara probierte diese Technik ebenfalls. Sie wählte als Mentoren Jesus und Wonder Woman. Sara hatte den Film „Wonder Woman" im Kino gesehen und war von der Stärke und Güte beeindruckt. Beim nächsten Streit mit ihrem Partner atmete sie tief in den Bauch ein- und aus. Dann visualisierte sie Jesus und Wonder Woman in Schneidersitz über ihrem Kopf schwebend. Beide waren von Licht umgeben. Sie stellte sich vor, wie Jesus sie gütig anschaute und sagte: „Lass deine Wut los. Du liebst ihn, verletzte ihn nicht." Nun imaginierte sie, wie beide Mentoren ihre Energie in die einfließen ließen. Diese Technik beruhigte Sara schnell. Sie dankte ihren Mentoren.

Das war's zum Thema Ärger und Wut. Ich wünsche dir viel Glück dabei, diese Emotionen in den Griff zu bekommen.

Die wichtigsten Punkte in Kürze

- Im Gegensatz zu Angst oder Depression kommt es bei Ärger und Wut häufig vor, dass die diese Gefühle nicht loslassen möchten. Denn wer ärgerlich oder wütend ist, fühlt sich stark. Allerdings ist er gar eine sehr destruktive Kraft.
- Ist erst mal eine gewisse Grenze überschritten, so ist es noch sehr schwer Ärger oder Wut zu kontrollieren.
- Auch hier hatte der Premium-Werkzeugkasten wirksame Techniken, um akute Ärger-Situation zu kontrollieren.
- Für Wut empfehle ich, sie prophylaktisch zu behandeln mittels The Work oder Happiness-Tapping.
- Als zusätzliche, sehr starke Techniken, empfehle ich Waffe#1 und #2.

TEIL 5: VERGANGENHEIT LOSLASSEN

„Lerne aus deiner Vergangenheit, aber mache sie nicht zu deinem Leben." - Anonym

In diesem Teil ...

- Die Gute-Laune-Diät: Verdrahten Sie Gehirn neu und trainieren gute Gefühle.
- In Sekunden: Mit diesen beiden Techniken verwandeln Sie Ärger und Kränkungen in Frieden und Wohlbefinden.
- Moderne Glücksforschung: Wie wir sie nutzen können, um zu vergeben.
- Die *PERT-Technik*: die entspannenden Effekte einer Meditation in ein paar Sekunden.

- Die *Herz-Fokus*: die Turbo-Technik für Frieden und Vergebung.
- Mit diesen unfehlbaren und einfach anwendbaren Taktiken kriegen Sie sogar starke Unversöhnlichkeiten in den Griff.

Dieser Teil hat eine besondere Stellung innerhalb dieses Buches. Denn die Vergangenheit bestimmt unsere Gegenwart. Viele negative Gefühle, die wir jetzt haben entstehen durch Verletzung und aus der Vergangenheit. Aus diesem Grund ist dieses Kapitel länger und etwas anders strukturiert.

„Immer wenn Sie jetzt nicht im Frieden sind, liegt es an einer Verletzung aus der Vergangenheit."
Anonym

Es gibt unzählige Therapieformen, die Ihre Vergangenheit heilen möchten: Die klassische Psychoanalyse, tiefenpsychologische Therapieformen usw. Mit gutem Grund: Wenn Sie jetzt unzufrieden sind, dann liegt die Ursache in Ihrer Vergangenheit. Das Problem, Psychotherapien dauern oft sehr lang – oft mehrere Jahre.

Ich möchte Ihnen mit diesem Buch eine Abkürzung vorstellen. Es gibt nämlich **eine** Hauptursache für all diese Beschwerden: Sie wurden in der Vergangenheit von jemanden verletzt. Diese Verletzung tragen Sie heute noch mit sich herum – häufig unbewusst. Klingt einleuchtend, oder?

Ihr Vater hat Sie geschlagen, Ihre Mutter war häufig zornig, Sie wurden in der Schule gehänselt, Sie wurden von Ihrem Partner betrogen. All dies wirkt heute noch in Ihnen.

Das Problem: Immer wenn Sie jetzt nicht im Frieden sind, so liegt das an einer ungeheilten Verletzung aus der Vergangenheit.

Die Lösung: Wenn wir ein zufriedenes Leben führen möchten, müssen wir mit den Verletzungen aus der Vergangenheit Frieden schließen.

Die Glückswissenschaftler haben einige sehr wirkungsvolle Techniken entwickelt, die Sie in diesem Teil dieses Buches kennen und anwenden lernen werden.

Um Frieden mit der Vergangenheit zu schließen, müssen wir vergeben. Oftmals machen wir dies nicht und bleiben unversöhnlich. Nicht vergeben oder Unversöhnlichkeit schadet aber leider nur uns selbst.

KAPITEL 1: INNEREN FRIEDEN ERLANGEN – SO GEHT'S AM LEICHTESTEN

"An Zorn festhalten ist wie Gift trinken und erwarten, dass der andere stirbt." - Buddha

In diesem Kapitel ...

- Vergebung ist der Schlüssel, um mit der Vergangenheit Frieden zu schließen
- Vergebung bedeutet nicht, die Verletzung gutzuheißen

- Warum Vergebung gut ist und Unversöhnlichkeit uns krank macht
- Warum es uns schwerfällt zu vergeben
- Wie Unversöhnlichkeit entsteht

Warum sind wir nicht im Frieden mit unserer Vergangenheit? Dafür gibt es zwei Gründe:

1. **Weil wir verletzt wurden**. Wir werden gemobbt, gehänselt, bei der Beförderung übergangen, betrogen oder noch schlimmer. Das Leben ist kein Ponyhof und unfair obendrein. Solche Erlebnisse haben viele.

2. **Wir sind mit dieser Verletzung nicht im Frieden**. Anders gesagt: Wir können nicht vergeben.

Die Lösung: Wir vergeben!

Darum geht es in diesem Buch. Wie wir schnell vergeben und dadurch Frieden mit unserer Vergangenheit schließen können.

Fabian ist Mitte 40. In der Schule gab es einen Rüpel, der ihn gehänselt, schikaniert und manchmal sogar verprügelt hat. Heute, 30 Jahre später, ist Fabian immer noch ärgerlich und zornig. Er hat sich schon viele Male ausgemalt, wie er sich rächen könnte. Durch diese Ereignisse ist Fabian ein Einzelgänger geworden. In Gesellschaften fühlt er sich unbehaglich.

Marie ist noch immer wütend auf ihren Ex-Freund.

Es ist zwar schon fünf Jahre her, aber er hat sie mit ihrer besten Freundin fast ein Jahr lang betrogen. Sie denkt noch häufig daran und ist ärgerlich, zornig und verletzt. Sie würde es ihm am liebsten heimzahlen.

Es gibt viele andere Beispiele wie diese. Die Reaktion von Fabian und Marie sind nur zu verständlich. Das Problem ist, sie schaden sich durch ihre Unversöhnlichkeit nur selbst. Der Rüpel und der Ex-Freund bekommen von der Wut und dem Ärger nichts mit. Die Verletzungen damals waren schon schlimm genug. Aber seitdem verletzen sich Fabian und Marie immer wieder von neuem, indem sie die damaligen Ereignisse gedanklich immer wieder durchleben.

Glücksforschung und Vergebung

Die Glücksforschung hat in vielen Studien nachgewiesen, dass Unversöhnlichkeit ähnlich wie Stress wirkt. Das bedeutet, unser Blutdruck und unsere Herzrate steigen, Cortisol und Adrenalin werden ausgeschüttet. Unser Immunsystem wird geschwächt, wir altern schneller und die Wahrscheinlichkeit für degenerative Erkrankungen wie Diabetes und Krebs steigen.[9] Wenn wir nur an unsere Verletzungen denken, wird Stress ausgelöst. Damit schädigen wir ausschließlich uns selbst und nicht den Täter. Gleichzeitig wurde in vielen Studien nachgewiesen, dass Vergebung sehr positiv wirkt. Wer leichter verzeihen kann, ist mit seinem Leben glücklicher und zufriedener. Das haben Polloma und Gallup in einer US-Studie nachgewiesen.[10] Mütter, die von ihren Männern verlassen wurden, litten weniger unter Ängsten und Depressionen, wenn sie ihnen wirklich verziehen hatten.[11] Witvliet, Ludwig und Van der Laan verglichen in einer Studie Menschen, die verziehen mit solchen, die nicht verziehen hatten. Sie sollten sich den Täter, der sie verletzte, vorstellen. Menschen, die nicht verziehen hatten, bekamen allein durch die Vorstellung eine höhere Herzrate, der Blutdruck stieg und der Hautwiderstand verstärkte sich. Bei Leuten, die ihren Tätern verziehen hatten, war dies nicht der Fall.

Sie sehen, Unversöhnlichkeit ist schlecht für die Gesundheit. Vielleicht sind Sie in Ihrem Leben auch schon verletzt worden. Wenn Sie an dieses Ereignis zurückdenken, wird dies höchstwahrscheinlich Stress auslösen. Das Gegenteil von Unversöhnlichkeit ist Vergebung. Durch Vergebung löst sich Ihre Unversöhnlichkeit auf.

Was ist Vergebung?

Jedes Problem hat zwei Fronten: die innere und die äußere Front. Die innere Front bedeutet, wie wir im Inneren damit umgehen: Wie sind unsere Gedanken, Gefühle und körperlichen Reaktionen darauf. Die äußere Front ist, wie wir im Außen damit umgehen, also was wir sagen und was wir tun.

Vergebung bezieht sich auf die innere Front. Es geht also nicht darum, dass wir zum Täter gehen und ihm sagen, dass wir ihm verziehen haben. Es geht auch nicht darum, dass wir dem Täter einen Brief schreiben oder Rache üben etc. Nein, es geht darum, wie wir im Inneren damit umgehen.

***Vergebung** bedeutet, dass wir mit der Verletzung aus der Vergangenheit im Frieden sind.*

Das bedeutet beispielsweise: Fabian ist mit den Schikanen aus seiner Schulzeit im Frieden. Wenn er daran denkt, so fühlt er sich nicht unwohl. Vergebung bedeutet nicht, dass wir die Tat, die uns verletzt hat, gutheißen.

Maria wurde von ihrem Ex-Freund betrogen. Betrug ist keine gute Tat. Wenn Maria ihrem Ex-Freund vergibt, so bedeutet das nur, dass sie mit dem Betrug im Frieden ist. Wenn sie also daran denkt, tauchen keine negativen Gefühle mehr auf. Das bedeutet aber nicht, dass Maria den Betrug selbst als O. K.

bezeichnet.

Warum es uns schwerfällt, zu vergeben

- **"Ich kann nicht verzeihen, da die Verletzung zu groß ist!":** Möchten Sie die Wahrheit hören? Jeder von uns ist viele Male verletzt worden. An die meisten dieser Vorfälle können wir uns nicht einmal mehr erinnern. Vielleicht sind Sie vor ein paar Jahren von einem Arbeitskollegen etwas lautstark angefahren worden. Vielleicht hat sie das ein oder zwei Tage lang geärgert, aber danach haben Sie es vergessen. Kleine Verletzungen können wir leicht vergessen oder verzeihen. Maria allerdings ist von ihrem Ex-Freund betrogen worden und das auch noch mit ihrer besten Freundin. Das ist eine starke Verletzung. Dies zu vergessen oder gar zu verzeihen, ist schwierig. Je größer die Verletzung, desto schwieriger ist es zu verzeihen. Wie groß wir die Verletzung empfinden, hängt nicht nur von der Tat selbst ab, sondern auch von unseren Einstellungen und Interpretationen ab.

Dazu ein Beispiel. Karl ist Ende 30. Er erzählte mir, dass er, bis auf seine letzte Ex-Freundin, alle seine vorhergehenden Freundinnen mehrfach betro-

gen hat. Nun, seine Ex-Freundin Sara, drehte den Spieß um und ging fremd. Natürlich war Karl verletzt, als er es herausfand. Aber er sagte zu sich: "Ich empfinde ihr fremd gehen als fair. Es ist, als ob das Universum mich bestrafen wollte.“ Obwohl Karl verletzt war, fiel es ihm leicht, Sara zu verzeihen.

Wie stark eine Verletzung empfunden wird, ist also subjektiv. Es hängt von vielen Faktoren ab: vom eigenen Selbstwertgefühl, über Einstellungen bis hin zu Moralvorstellungen. “Ich kann und möchte ihm nicht verzeihen!“, sagte Fabian. “Er hat mir zu viel angetan. Er war so ein riesen A...“. Die Verletzung war für Fabian noch immer sehr präsent. Der Hauptgrund, warum Menschen nicht bereit sind, zu verzeihen, ist, dass sie es nicht möchten. Dabei wird übersehen, dass Fabian mit seiner Unversöhnlichkeit nur sich selbst schadet: Er selbst hat den Stress. Sein Rüpel aus der Schule bekommt die Unversöhnlichkeit gar nicht mit. Wenn Fabian seinem Rüpel verzeiht, so heißt das nicht, dass dadurch die Tat O. K. wird. Nein, eine schlechte Tat bleibt eine schlechte Tat.

Wir müssen uns dies deutlich vor Augen führen: Wenn wir unversöhnlich bleiben, schaden wir nur uns selbst. Der Täter ist davon unberührt.

- **"Ich weiß nicht, wie ich verzeihen soll"**. Maria ließ sich überzeugen. Sie wollte ihrem Ex verzeihen, denn sie sah ein, dass sie nur sich selbst schadete. Aber sie wusste nicht, wie sie ihm verzeihen konnte. Ständig musste sie daran denken. Es war für sie zur Gewohnheit geworden, darüber zu grübeln, sich zu ärgern und wütend zu sein. Oft war es ihr erster Gedanke, wenn sie morgens aufwachte. "Was kann ich tun, damit ich ihm verzeihe und im Frieden mit der Vergangenheit bin?" Das ist eine wichtige Frage und weiter unten werden Sie wissenschaftlich geprüfte Techniken erfahren, die Sie in Frieden bringen.

Wie Unversöhnlichkeit entsteht

Vergebung bedeutet, dass wir im Frieden mit der Verletzung aus der Vergangenheit sind. Wie erlangen wir Frieden? Schauen wir uns den Prozess der Unversöhnlichkeit genau an. Obwohl die Verletzungen, die Fabian zugefügt wurden, schon mehr als 30 Jahre her sind, ist Fabian noch immer unversöhnlich. Das bedeutet, dass ihm immer noch im Alltag Erinnerungen hochkommen und innere Dialoge, die Ärger, Zorn und andere negative Gefühle auslösen. Die Geschichte über die damals zugefügten Verletzungen wird immer wieder und wieder erzählt. Der Rüpel aus der Vergangenheit ist gar nicht anwesend. Die Unversöhnlichkeit besteht nur aus Gedanken und daraus resultierenden Gefühlen im jetzt.

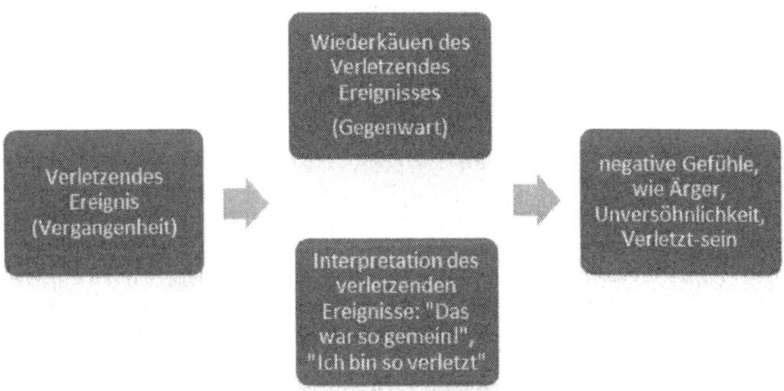

Die Abbildung veranschaulicht die Zutaten der Unversöhnlichkeit.

- **Verletzendes Ereignis (Vergangenheit)**: Dies ist die eigentliche Verletzung. Maria wurde betrogen, Fabian schikaniert.
- **Wiederkäuen des verletzenden Ereignisses (Gegenwart)**: Fred denkt immer wieder an das verletzende Ereignis aus der Vergangenheit. Immer wieder beschwört er gedanklich herauf, wie er verprügelt, schikaniert und gehänselt wurde.
- **Interpretation der verletzenden Ereignisse**: Maria wurde von ihrem Ex betrogen. Ihre Interpretation ist: "Er ist so gemein! Das habe ich nicht verdient. Er ist so ein mieser, gemeiner A....! Warum tut er mir das an?"
- **Negative Gefühle**: Aus der Interpretation entstehen Gefühle. Wir sind es gewohnt anzunehmen, unsere Gefühle entstehen unmittelbar aus dem Ereignis: Maria wurde betrogen und ist deswegen verletzt. Wie wir an Karls Reaktion gesehen haben, muss das nicht so sein. Karl wurde ebenfalls betrogen, aber seine Gedanken dazu waren ganz anders. Für ihn war es ausgleichende Gerechtigkeit. Somit war er nicht so arg verletzt. Als Maria betrogen wurde, hatte sie eine andere Interpretation,

andere Gedanken als Karl. Dadurch erst entstand Marias Unversöhnlichkeit.

Wichtig! *Nicht das Ereignis selbst, sondern unsere Bewertung und Gedanken dazu, erzeugen unsere Gefühle. Das ist die Grundlage der* ***kognitiven Verhaltenstherapie****.*

Das ist eine gute Sache. Über Ereignisse haben wir oft keine Kontrolle. Maria kann Ihren Ex nicht kontrollieren. Er ist ein freier Mensch. Maria kann aber ihre Gedanken zu dem Betrug beeinflussen. Dadurch kann sie Frieden erlangen und vergeben. Das bedeutet, wir müssen Techniken haben, die diese Gedanken und Gefühle, die auftauchen, beschwichtigen und stoppen. Im Folgenden stelle ich Ihnen zwei Techniken vor, die wissenschaftlich untersucht und sehr wirkungsvoll sind.[40]

Die wichtigsten Punkte in Kürze

- Unversöhnlichkeit ist schlecht für Geist und Körper. Es wirkt ähnlich schädlich wie Stress.
- Vergebung bedeutet, dass wir mit der Vergangenheit in Frieden sind. Tauchen Gedanken über die alten Verletzungen auf, so stört uns das nicht mehr.
- Wir können nicht vergeben, weil die Verletzungen zu stark sind oder weil wir gar nicht wissen, wie wir vergeben können.
- Unversöhnlichkeit entsteht dadurch, dass wir die verletzenden Situationen gedanklich immer wieder und wieder entstehen lassen. Zusätzlich bewerten wir diese aus einer Opferperspektive.

KAPITEL 2: LEICHTE BIS MIT-TELSCHWERE UNVERSÖHN-LICHKEIT

„Es schadet nichts, wenn einem Unrecht geschieht. Man muss es nur vergessen können." - Konfuzius

In diesem Kapitel ...

- Techniken, damit Sie leicht- bis mittelschwere Verletzungen vergeben können
- Gute und friedvolle Gefühle durch die

Technik des Herz-Fokus

- Jedes Mal wenn Unversöhnlichkeit auftaucht: PERT

Diese und die nächste Technik sind für leichte bis mittelschwere Fälle. Im nächsten Kapitel werden Sie Techniken kennenlernen, die auch bei sehr harten Ereignissen wirksam sind.

Die erste Technik ist die Herz-Fokus-Technik[12]. Sie ist wie eine Art Meditation und bringt generell mehr Frieden in Ihr Leben. Dadurch gewinnen Sie Abstand von Ihrer Unversöhnlichkeit. Bislang haben Sie intensiv Unversöhnlichkeit trainiert. Jetzt trainieren Sie das Gegenteil, nämlich Frieden.

Herz-Fokus

Ziel: Entspannung, Training positiver, friedlicher Gefühle

Technik:

1. **Sitzhaltung**: Nehmen Sie eine angenehme Position ein, in der Sie 10 bis 15 Minuten bleiben können. Am besten sitzen Sie. Das fördert Ihre Aufmerksamkeit und Wachheit.

2. **Bauchatmung**: Richten Sie Ihre Aufmerksamkeit auf Ihren Atem, wie er ein- und ausfließt. Wenn Sie einatmen, erlauben Sie der Luft, sanft Ihren Bauch herauszudrücken. Beim Ausatmen entspannen Sie bewusst Ihren Bauch, sodass er sich weich anfühlt. Machen Sie dies für etwa fünf Minuten.

3. **Erinnerung**: Erinnern Sie sich an eine Erfahrung mit einer anderen Person, bei der Sie ein starkes Gefühl der Liebe empfanden oder Sie stellen sich eine Landschaft vor, die Sie mit Staunen und Ruhe erfüllt. Bitte nehmen Sie für diese Übung keine Person, der Sie verzeihen möchten.

4. **Intensivierung der Erinnerung**: Versuchen Sie, diese Erinnerung lebendig werden zu lassen. Sie können dies unterstützen, indem Sie sich fragen, was genau Sie gesehen, gehört, gefühlt und gerochen haben. Versetzen Sie sich, soweit es geht, in diese Erinnerung hinein und erleben Sie die friedvollen und liebenden Gefühle. Sie können dies verstärken, indem Sie das innere Bild heller machen, die Farben kräftiger und größer. Häufig wird es als angenehm empfunden, diese guten Gefühle in der Herzgegend zu spüren.

5. **Schwelgen im Frieden**: Halten Sie diese friedvollen Gefühle so lange es geht. Setzen Sie sich dabei nicht unter Druck. Falls Ihre Aufmerksamkeit wandert, richten Sie sie auf das sanfte Heben und Senken Ihres Bauchs. Dann kehren sie zu Schritt drei zurück.

6. **Ende**: Nach 10 - 15 Minuten öffnen Sie langsam Ihre Augen. Recken und strecken Sie sich und kehren zu Ihren Alltagsaktivitäten zurück.

Wie oft? Wie lange? Die Herz-Fokus-Technik sollten Sie mindestens dreimal pro Woche praktizieren. Machen Sie dies für drei Wochen. Der

Maßstab ist, wie es mit Ihrer Vergebung aussieht. Wenn Sie den Eindruck haben, nach zwei Wochen ist die Unversöhnlichkeit schon aufgelöst, dann hören Sie auf.

Vertiefende Hinweise:

- **Warum machen wir den Herz-Fokus?** Wir entspannen uns beim Herz-Fokus. Gleichzeitig schwelgen wir in wohltuenden Gefühlen. Wir trainieren, uns von Gedanken nicht vereinnahmen zu lassen. Während wir Herz-Fokus praktizieren, tauchen Gedanken und Geschichten auf, aber wir kehren einfach zum Atem zurück. Dadurch schaffen wir Abstand zu unseren Gedanken. Dies ist eine wichtige Fähigkeit, wenn wir vergeben möchten. Wenn wieder die alte Geschichte über unsere Verletzung auftaucht, so haben wir nun gelernt, uns davon nicht vereinnahmen zu lassen.
- **Nehmen Sie sich feste Tage vor**: beispielsweise sonntags, mittwochs und freitags.
- **Praktizieren Sie zu festen Zeiten**: Das hilft, eine Gewohnheit zu entwickeln. Ich bin ein Freund von Morgenroutinen. Das ist sehr praktisch, wir stehen auf und machen die Herz-Fokus-

Technik. Nach dem Aufstehen ist unser kritischer Geist noch nicht so aktiv, wir denken noch nicht so viel nach, ob wir den Herz-Fokus machen sollen oder nicht. Vielleicht erinnern Sie sich: Entscheidungsprozesse rauben uns Willenskraft. Es ist ein guter Start in den Tag.

- **Herz-Fokus statt Meditation**: Der Herz-Fokus ist eine Art von Meditation. Deswegen brauchen Sie an diesen Tagen nicht zu meditieren.

Die nächste Technik wird als Positive-Emotion-Refokussierung-Technik (PERT)[13] bezeichnet. Das Großartige an dieser Technik ist, dass Sie sie jederzeit im Alltag anwenden können. Sie ist eine ultra-kurz-Variante der Herz-Fokus-Technik. Sie dauert nur etwa 45 Sekunden. Sie können sie jederzeit einsetzen. Das Praktische: Sie können die Technik auch in Situationen einsetzen, die gar nichts mit Ihrer Unversöhnlichkeit zu tun haben. Stellen Sie sich vor, Sie haben einen Streit mit Ihrer Ehefrau. Normalerweise werden Sie bei diesem Thema schnell ärgerlich. Dies führt oft zu einem dicken Streit. Nun können Sie einen Schritt zurückweichen und PERT anwenden. Sie werden sehen, Sie können wesentlich gelassener reagieren und der Streit wird nicht so heftig. Auch für Grübeleien ist PERT hervorragend geeignet.

PERT ist speziell dafür gedacht, wenn Unversöhnlichkeits-Gedanken und die entsprechenden negativen Gefühle auftauchen. Negative Gefühle, wie Ärger und Wut werden abgeschwächt und schließlich einem inneren Frieden weichen. Das bedeutet, jedes Mal, wenn diese Gedanken und Gefühle in Ihnen entstehen, wenden Sie PERT an. Genug der Vorrede los geht‘s:

Pert: Positive-Emotions-Refokussierungs-Technik

Ziel: Stopp von Gedanken über die damalige Verletzung

Technik:

1. **Sanfte Bauchatmung**: Richten Sie Ihre Aufmerksamkeit auf Ihren Bauch. Atmen Sie langsam in Ihren Bauch, sodass er sich sanft ausdehnt. Beim Ausatmen entspannen Sie bewusst Ihren Bauch, sodass er sich weich anfühlt. Atmen Sie in dieser Weise insgesamt zweimal.

2. **Vorstellung**: Bei Ihrem dritten Atemzug stellen Sie sich eine Person, die Sie lieben, oder eine schöne Landschaft vor: einen Wald oder das Meer. Etwas, was Sie mit Ehrfurcht und Staunen erfüllt. Häufig haben Leute eine stärkere Reaktion, wenn sie sich vorstellen, dass ihre positiven Gefühle sich in ihrer Herzgegend befinden.

3. **Sanfte Bauchatmung**: Fahren Sie währenddessen mit der sanften Bauchatmung fort.

4. **Fragen Sie um Rat**: Fragen Sie den Teil in sich, der entspannt und friedvoll ist, was Sie tun können, um Ihre Probleme aufzulösen.

Wie oft? Wie lange? Jedes Mal, wenn Gedanken über die Verletzung auftauchen.

Vertiefende Hinweise:

- **Baby-Gefühle**: Am besten ist es, wenn die Unversöhnlichkeits-Gefühle noch Babygefühle sind. Dies sind Gefühle, die gerade erst entstehend. Sie sind dann noch nicht so intensiv und es ist leichter, sie zu beschwichtigen. Aber natürlich gelingt das nicht immer. PERT wirkt auch bei Gefühlen, die ausgewachsen sind.
- **Geduld schadet nicht**: Der Prozess der Vergebung dauert. Bitte haben Sie Geduld. Seien Sie versöhnlich mit sich selbst. Falls Sie die Technik vergessen oder vielleicht kein Frieden entsteht, seien Sie sanft mit sich. Rückschläge passieren. PERT benötigt etwas Training. Je öfter Sie PERT machen, desto leichter wird es Ihnen fallen und desto stärker wird es wirken.

Gefällt Ihnen PERT nicht? Kein Problem: Ich biete Ihnen eine Alternative, und zwar die 4-7-8-

Atmung. Sie hat einen stark entspannenden Effekt hat. Diese machen Sie im Laufe des Tages immer wieder. Wie die 4-7-8-Atemtechnik funktioniert, sehen Sie nun:

4-7-8-Atmung

Ziel: Entspannung

Technik:

1. Berühren sie mit Ihrer Zungenspitze Ihren Gaumen, gleich hinter Ihren oberen Schneidezähnen. Lassen Sie Ihre Zunge in dieser Position während der gesamten Atmung.
2. Atmen Sie durch Ihren Mund und gespitzte Lippen, mit einem woosh-Geräusch, vollständig aus.
3. Schließen Sie Ihren Mund und inhalieren Sie lautlos durch Ihre Nase, wobei Sie bis vier zählen.
4. Halten Sie den Atem an, wobei Sie bis sieben zählen.
5. Atmen Sie wie unter zwei durch den Mund aus, wobei Sie bis acht zählen.
6. Wiederholen Sie die Schritte drei, vier und fünf für insgesamt vier Atemzüge.

Wie oft? Wie lange? Mehrmals täglich. So oft Sie daran denken.

Vertiefende Hinweise:

- **Wirkt stark gegen Stress und Ängste**: Diese Atemtechnik wurde von Dr. Andrew Weil propagiert. Es ist ein großartiges Mittel gegen Ängste und Stress. Täglich ausgeführt, hat diese Atmung weitere positive Effekte, wie eine deutliche Blutdrucksenkung oder Senkung der durchschnittlichen Herzrate. Diese Atemtechnik ist so wirkungsvoll, dass sie sogar besser gegen Ängste und Panik-Attacken wirkt als Medikamente. Es ist eine einfache und sehr wirkungsvolle, entspannende Atemtechnik.
- **Erklärvideo**: Dr. Weil erklärt die Atemtechnik in einem Video unter folgendem Link: Atemtechnik: http://bit.ly/2qSODkd
- **Mix**: Sie können die beiden Ansätze auch mixen. Sie können etwa dreimal wöchentlich PERT praktizieren und die restlichen Tage die 4-7-8-Atmung.

Die Unversöhnlichkeit beruht vor allem darauf, dass Gedanken über die Verletzung immer wieder auftauchen. Daraus entstehen Gefühle wie Ärger, verletzt sein usw. Diese Techniken sind sehr wirkungsvoll und Sie werden sehen, dass Sie mit dem Unversöhnlichkeit-Thema immer besser und besser klarkommen.

Die wichtigsten Punkte in Kürze

- Die leidvollen Gefühle der Unversöhnlichkeit, wie Ärger und Kränkung, entstehen vor allem dadurch, dass wir an die damalige Situation denken und sie wieder heraufbeschwören.
- Deswegen ist das einfach Gegenmittel, dass wir diese Gedanken stoppen. Das funktioniert großartig mit PERT oder der 4-7-8-Atmung.
- Unversöhnlichkeit kann einen großen Raum im Leben einnehmen. Der Herz-Fokus gibt Ihnen Frieden.

KAPITEL 3: FÜR SCHWIERIGE FÄLLE: DIE HEAL-TECHNIK

"Vergib anderen, nicht weil Sie Vergebung verdienen, sondern weil Du Frieden verdienst." - Wir haben diese Technik schon kennengelernt, damit sie aber nicht so weit zurückblättern müssen Anonym

In diesem Kapitel ...

- Die HEAL-Technik macht sogar schweren Unversöhnlichkeiten den Garaus
- Eine andere Sicht der Dinge wirkt Wunder: die positive Intention und die Helden-Geschichte wiederhole sich hier der Einfachheit halber

- Wie Sie vom Opfer zum Helden werden noch einmal.
- Wie eine Meditation: HEAL in der langen Version
- Für zwischendurch: HEAL in der kurzen Version

Im Folgenden lernen Sie eine weitere Technik kennen: Die HEAL-Technik ist für schwierige Fälle gedacht. Sie können aber auch bei leichten Unversöhnlichkeiten eingesetzt werden. Ich selbst konnte unlängst eine eher leichte Unversöhnlichkeit mit der HEAL-Technik gut verarbeiten. Der Unterschied zu den vorhergehenden Techniken ist der, dass die HEAL-Technik mit der Unversöhnlichkeits-Geschichte inhaltlich arbeitet. Der Herz-Fokus und PERT waren Techniken, die unser allgemeines Wohlbefinden gesteigert haben und uns davon abgehalten haben, uns die Unversöhnlichkeits-Geschichte immer wiederzuerzählen. Die folgende Technik geht darüber hinaus. Hier setzen wir uns mit dem Inhalt der Geschichten auseinander.

Vom Opfer zum Held

Ein wichtiger Bestandteil der Unversöhnlichkeit ist die Opfer-Geschichte. Zum Beispiel: Marie wird von ihrem Ex-Freund betrogen. Das ist Tatsache. Marie erzählt sich dazu aber immer wieder ihre Opfer-Geschichte. In dieser Geschichte ist sie das arme Opfer und ihr Ex-Freund ist der gemeine, fiese Täter, der sie so unfair und böse behandelt. Dieser Betrug ihres Exfreundes ist so gemein und schlimm und hat ihre Liebe so sehr missbraucht. Deswegen kann sie das nie verzeihen. So oder so ähnlich lautet ihre Opfer-Geschichte. Bei so einer Geschichte würde sich jeder schlecht fühlen. Marie erzählt sich und ihren Freundinnen immer wieder diese Geschichte. Das ist typisch für Unversöhnlichkeit.

Wenn wir vergeben, müssen wir aus der Opfer-Geschichte eine **Helden-Geschichte** machen. In dieser Geschichte sind Sie nicht das Opfer, nein, Sie sind der Held. Was ist das Merkmal einer Helden-Geschichte?

Odysseus und seine Opfer-Geschichte: *Nehmen wir den großen Helden Odysseus. Nach dem Trojanischen Krieg wollte er auf schnellstem Weg nach Hause zu seiner Frau, die er liebte. Leider gab's das eine oder andere Hindernis und auch der Gott der Meere, Poseidon, war ihm nicht wohl gesonnen. So* *wurde aus einer direkten Heimfahrt, die etwa sechs Monate gedauert hätte, eine stressige Irrfahrt, die 10 Jahre dauerte. Odysseus ließ sich nie beirren, er ließ sich nie von seinem Ziel abbringen, seine Frau wieder in die Arme zu schließen. Es war die große Geschichte der Liebe. Auf dem Weg zu seiner Frau musste er viele schwierige Situationen bestehen.*

Er und seine Mannschaft mussten zum Beispiel gegen einen einäugigen Riesen kämpfen. Der Riese wollte doch tatsächlich ihn und seine Mannschaft verspeisen. Einige seiner Mannschaftskameraden hatte er bereits verschlungen. Sie fragen sich vielleicht: „Schön und gut, tolle Geschichte, aber was hat das mit Vergebung zu tun?“ Eine gute Frage, der Punkt kommt jetzt: Odysseus hätte jammern können und sich beschweren: „Wie kann der Riese nur so gemein sein? Er ist viel größer und stärker als wir und er nutzt das ganz fies aus. Wie nichtswürdig! Warum muss ich so was ertragen? Das Leben ist unfair!“ Odysseus hätte seine Begegnung mit dem Riesen auf diese Weise betrachten können. Dann wäre er das Opfer gewesen und der Riese der Täter. Odysseus wäre dann sicherlich noch Jahre später ärgerlich auf den Riesen gewesen und verletzt. Mit anderen Worten, Odysseus wäre unversöhnlich. Odysseus hätte eine Opfer-Geschichte entwickelt.

So war es aber nicht: Odysseus war ein Held! Was ist der Unterschied zwischen einer Opfer-Geschichte und einer Helden-Geschichte? Der Held hat ein übergeordnetes Ziel. In Odysseus Fall war das Ziel, dass er zu seiner Frau zurückkehren wollte. Der Konflikt mit dem Riesen war nur eine Herausforderung auf dem Weg – nichts weiter. Helden akzeptieren, dass das Leben schwierig sein kann. Sie sehen es als Herausforderung. Die Überwindung dieser Herausforderung hat Odysseus zum Helden gemacht. Anders gesagt: Wäre der Weg zu seiner Frau leicht und problemlos gewesen, so wäre Odysseus kein Held geworden.

Das ist der Trick! Wir nehmen ein übergeordnetes Ziel und interpretieren dann die Verletzung als Herausforderung auf dem Weg zu unserem Ziel.

Zum Beispiel: Maria hat als übergeordnetes Ziel, die große Liebe zu finden und eine schöne Beziehung aufzubauen. Das Desaster mit ihrem Ex-Freund kann sie dann als Hindernis auf ihrem Weg interpretieren. Und Schwupps, ist aus dem Opfer Maria, die Heldin Maria geworden.

Vielleicht wenden Sie ein: „Ja und? Es ist doch nur eine Geschichte. Das macht keinen Unterschied!“ Tatsächlich macht die Geschichte, die wir zu dem Ereignis erzählen, einen großen Unterschied. Wir werden vom Opfer zum Helden. Wir geben dadurch der Verletzung einen anderen Sinn.

Positive Intention: große Ziele

Fred Luskin nennt das übergeordnete Ziel positive Intention. Die Geschichte umzuschreiben, ist ein großartiges und wirkungsvolles Werkzeug, damit wir vergeben können. Die wichtigste Zutat dazu ist, die positive Intention zu finden. Eine positive Intention ist ein Ziel, welches Sie in einem Satz beschreiben können. Dazu gibt es zwei Möglichkeiten:

- **Ziel**: Sie schauen sich an, was Ihr eigentliches Ziel in dieser Situation war. Bei Maria war die *positive Intention*, eine schöne Beziehung zu führen. Ihr Ex-Freund war die Herausforderung.
  Ein weiteres Beispiel: In einer Unternehmensberatung kann die Arbeit stressig sein, Fred macht sie trotzdem gerne. Er arbeitet gerne mit den Unternehmen zusammen, die er berät. Vor zwei Jahren hatte er ein Unternehmen beraten und ein großartiges Lösungskonzept entwickelt. Sein Kollege Joe schoss dieses Lösungskonzept auf unfaire Weise ab, als Fred es in einem Meeting seinem Chef vorstellte. Dieser tadelte Fred daraufhin und seine Lösung wurde nicht akzeptiert.

> *Fred entwickelte daraufhin eine Unversöhnlichkeit gegenüber seinem Kollegen Joe. Zwei Jahre später noch nahm er ihm dieses Meeting immer noch übel.*

Was kann Fred als *positive Intention* haben? Dafür müssen wir herausfinden, was in dieser Situation, Freds Ziel war. Sein Ziel war es, ein gutes Lösungskonzept für seine Klienten zu entwickeln. Die *positive Intention* von Fred war und ist es, gute Lösungen für seine Klienten zu finden. Daraus ergibt sich die Helden-Geschichte, dass Fred ein hart arbeitender Unternehmensberater ist, der seinen Klienten großartige Lösungen bieten möchte. Sein Kollege Joe ist in dieser Helden-Geschichte nur ein Hindernis auf diesem Weg. Aber er, Fred, ist der Held!

Dazu noch ein weiteres, dramatisches Beispiel von *Fred Luskin*: In Dublin gab es viele Familien, die Angehörige verloren haben und den Tätern nicht verzeihen konnten. Dies ist verständlich. *Fred Luskin* arbeitete mit solchen Familien. Was kann in einer solch tragischen Situation, ein Familienmitglied zu verlieren, die *positive Intention* sein? Die *positive Intention* ist es, eine starke und liebende Familie zu haben. Der Verlust eines Familienmitgliedes bedeutet dann nicht das Ende. Die Familie kann weiter auf das Ziel hinarbeiten, stark und liebend zu sein. Und nicht an der Tragödie zu zerbrechen.

- **Persönliches Wachstum**: Es kann natürlich sein, dass es Ihnen schwerfällt, eine positive Intention zu finden. Das ist kein Problem: Eine *positive Intention*, die immer funktioniert, ist *persönliches Wachstum*. Es ist nicht leicht, für Fabian eine *positive Intention* wie aus Punkt eins zu entwickeln. Fabian kann aber sagen, *seine positive Intention* ist es, eine starke Persönlichkeit zu werden. Sie können auch bestimmte Charaktereigenschaften als Ziel nehmen: „Ich möchte eine durchsetzungsstarke Persönlichkeit werden." Oder Sie formulieren als *positive Intention*: „Ich möchte eine mitfühlende und friedvolle Persönlichkeit sein." Dies sind alles Varianten der *positiven Intention* "Persönliches Wachstum". Ihnen sind keine Grenzen gesetzt. Ein Buddhist würde vielleicht sagen: „Meine positive Intention ist die Erleuchtung."

Ich hoffe, Sie konnten ein Gefühl dafür entwickeln, was eine positive Intention ist und wie Sie sie entwickeln. Wichtig ist, dass diese positive Intention die Geschichte ändert und Ihnen auch das Gefühl gibt. Eine positive Intention soll nichts Künstliches sein. Maria hat tatsächlich nach einer liebevollen und guten Beziehung gesucht. Die positive Intention Fabians, eine starke

Persönlichkeit zu sein, war tatsächlich in ihm vorhanden. Sie können bei dem Finden der positiven Intention nichts falsch machen. Wichtig ist, dass die Helden-Geschichte, die sich daraus ergibt, sich gut für Sie anfühlt. Ist es eine Geschichte, die Sie Ihren Freunden so erzählen können? Wenn ja, ist es die richtige positive Intention und die richtige Geschichte.

Diese neue Geschichte, die Sie um die Unversöhnlichkeit herum entwickeln, sollen sie sich selbst und Ihren Freunden nun erzählen. Vergessen Sie die Opfer-Geschichte. Sie wollen kein Opfer mehr sein. Erzählen Sie nur noch Ihre persönliche Helden-Geschichte. Eine positive Intention zu finden, ist die einfachste Möglichkeit, um aus einer Opfer-Geschichte eine Helden-Geschichte zu machen. *Fred Luskin* hat in Studien nachgewiesen, dass diese Methode großartig funktioniert.

Wofür steht HEAL?

Die positive Intention brauchen wir für die HEAL-Technik[14]. Diese Technik hat sich als sehr wirkungsvoll erwiesen, sogar bei schwersten Verletzungen. *Fred Luskin* hat damit sehr erfolgreich in Dublin gearbeitet, wo viele Familien Angehörige verloren hatten. Wofür steht HEAL?

HEAL:

H = Hoffnung: Hier geht es darum, eine *Hoffnungs-Aussage (H-Aussage)* zu machen. Diese Aussage bezieht sich auf die verletzende Situation. Welche Wünsche und Hoffnungen hatten sie? Marie beispielsweise wünschte sich eine liebevolle und schöne Beziehung. Das war ihr Wunsch und ihre Hoffnung. Maria kann ihre *H-Aussage* so formulieren: „Ich wünschte mir eine liebevolle und schöne Beziehung mit Tim." Tim ist Marias Exfreund. Wichtig ist, dass Sie die *H-Aussage* positiv formulieren. Also nicht: "Ich wünschte, dass Tim mich nicht betrügt." Was ist der Unterschied zwischen der *H-Aussage* und der *positiven Intention*? Die *H-Aussage* ist ein kleines Ziel, was sich nur auf die verletzende Situation bezieht. Maria macht eine Aussage speziell für ihre Beziehung mit Tim. Eine *positive Intention* dagegen ist ein langfristiges und wichtiges Ziel. Es ist eher eine Vision. Die Aussage ist immer persönlich. Deswegen fängt sie immer mit dem Wörtchen „Ich“ an. Danach folgt dann das spezifische, kleine Ziel. Fabian könnte als *H-Aussage* formulieren: „Ich wollte eine zufriedene Schulzeit haben.“ Stellen Sie sich also die Frage, was genau wollte ich oder wünschte ich mir in der verletzenden Situation? Machen Sie diese Aussage so *spezifisch* wie möglich, *positiv* und *persönlich*. Fred, der Unternehmensberater, könnte seine *H-Aussage* so beschreiben: "Ich wünschte, dass mein Chef mein Lösungskonzept anerkannte, und absegnete“. Diese Aussage ist persönlich, sehr spezifisch und positiv. Es kann allerdings aber auch sein, dass Sie sich wünschen, Sie selbst hätten anders gehandelt. Fred beispielsweise hätte als *H-Aussage* auch sagen können: "Ich wünschte mir, dass ich mich besser durchgesetzt hätte". Sie kennen vielleicht die typische Situation: Jemand sagt etwas Freches zu Ihnen und Ihnen fällt im Moment keine passende Entgegnung ein. Erst später, meistens kurz danach, fällt Ihnen eine gute Entgegnung ein. Dann ist es aber schon zu spät. Sie ärgern sich dann gar nicht so sehr über den anderen, sondern mehr darüber, dass Ihnen die Antwort nicht schon gleich eingefallen ist. Eine *H-Aussage* zu erstellen ist keine Raketenwissenschaft. Sie können gar nichts falsch machen. Fühlen Sie in sich hinein, ob die *H-Aussage* stimmig ist. Hatten Sie wirklich diesen Wunsch für die verletzende Situation?

Was ist der Sinn der *H-Aussage*? Wenn wir unversöhnlich sind, konzentrieren wir uns auf das, was schiefgegangen ist. Das ist nicht gut. Bei der *H-Aussage* konzentrieren wir uns auf das Positive, auf unsere Hoffnungen und Wünsche. Dadurch erlangen wir Abstand von der Verletzung selbst und einen klareren Blick auf die verletzende Situation.

E = Erziehung: Die *H-Aussage* beschreiben unsere Wünsche. So wie es unserer Meinung nach sein sollte. Die *Erziehung-Aussage* (*E-Aussage*) zeigt uns, wie das Leben ist. Die Realität ist, dass unsere Wünsche keineswegs immer erfüllt werden. Wir haben einfach keine Kontrolle. Der große Philosoph *Epiktet*, war einer der Gründer des Stoizismus. Er sagte vor etwa 2000 Jahren:

> *„Einige Dinge stehen in unserer Macht, andere hingegen nicht. In unserer Macht sind Urteile, Bestrebungen, Begier und Ablenkung, mit einem Wort alles das, was Produkt unseres Willens ist. Nicht in unserer Macht sind unser Leib, Besitz, Ehre, Amt, und alles, was nicht unser Werk ist."*

Ein starkes Zitat eines großen Philosophen. Wir haben bei Weitem nicht so viel Kontrolle, wie wir denken. Unversöhnlichkeit geht oft einher mit einer Geschichte, dass etwas anders zu sein hat, als es tatsächlich ist. Maries Ex-Freund hat sie betrogen. Das ist nicht gut, das ist nicht schön. Es ist aber Realität und so was kommt vor. Maries Glaubenssatz dazu war sehr stark und sehr unversöhnlich: "Man darf nicht betrügen. Es ist ganz fies und schlimm." Weiser ist es zu sagen:

"Betrogen werden ist wirklich unangenehm und verletzend, aber es kommt vor. Wenn ich mich in meinem Freundeskreis umsehe, muss ich feststellen, dass jeder schon mal betrogen wurde und einige selbst betrogen haben. Es wäre schön, wenn alle Menschen ehrlich, fair und perfekt wären. Aber die Realität sieht anders aus. Ich habe mehr Frieden, wenn ich die Realität akzeptiere."

In der *H-Aussage* geht es um unsere Wünsche. Es ist legitim und normal, dass wir uns etwas Positives erhoffen. Die *E-Aussage* erinnert uns daran, dass wir nicht die Kontrolle haben. Die *E-Aussage* erzieht uns, die Realität zu akzeptieren. Das Leben ist kein Ponyhof. Wie sieht eine *E-Aussage* aus? Sie fängt immer gleich an:

„Allerdings verstehe und akzeptiere ich, dass..."

Die *E-Aussage* wird hinter die *H-Aussage* gesetzt. Dazu ein Beispiel: Marie formuliert ihre Aussagen wie folgt: "Ich wünschte mir, dass ich mit Tim eine schöne und liebevolle Beziehung habe. Allerdings verstehe und akzeptiere ich, dass Menschen manchmal betrügen." Der zweite Satz ist die *E-Aussage*. Wichtig bei der *E-Aussage* ist, dass sie nicht zu wertend oder zu negativ ist. Es ist einfach eine Aussage über die Realität, neutral und wertfrei. Es wäre also falsch, wenn Marie als *E-Aussage* verkünden würde: „Ich verstehe und akzeptiere, dass manche Männer richtige Idioten sind und alles völlig falsch machen." Das wäre eine ungeeignete *E-Aussage*. Fabian könnte folgende *E-Aussage* treffen: „Allerdings akzeptiere und verstehe ich, dass es Zeiten im Leben gibt, die leidvoll sind." Natürlich sind auch andere Varianten dieser Aussage möglich. Auch hier wieder können Sie nichts falsch machen.

Wenn Ihnen das Wort „akzeptiere" zu stark ist, reicht es aus, die *E-Aussage* wie folgt zu formulieren: „Allerdings verstehe ich, dass ..." Wenn es Ihnen zu sehr gegen den Strich geht, dann müssen Sie es nicht akzeptieren, ein Verstehen reicht aus. Marie fiel es sehr schwer, zu akzeptieren, betrogen zu werden. Deswegen änderte sie ihre *E-Aussage* ab: "Allerdings verstehe ich, dass Menschen manchmal betrügen." Fred hat folgende *E-Aussagen* gebildet: "Ich wünschte mir, dass mein Chef mein Lösungskonzept anerkennt und absegnete. Allerdings verstehe und akzeptiere ich, dass Chefs nicht immer optimale Entscheidungen treffen können." Fred hätte auch eine andere *E-Aussage* treffen können: „Allerdings verstehe und akzeptiere ich, dass nicht alle Menschen immer meiner Meinung sind." Wenn sich Fred eher geärgert hätte, dass er sich nicht durchgesetzt hat, dann hätten beide Aussagen so gelautet: "Ich wünschte mir, dass ich mich besser durchgesetzt hätte. Allerdings verstehe und akzeptiere ich, dass ich nicht jederzeit perfekt reagieren kann."

A = Affirmation: Ihre Affirmationen sind Ihre *positiven Intentionen*. In den ersten beiden Aussagen haben Sie die verletzende Situation direkt betrachtet. Nun schauen wir auf das Große und Ganze. Es geht also um Ihr langfristiges Ziel, Ihre *positive Intention*. Hierbei sagen Sie Ihre *positive Intention*. Maria könnte beispielsweise sagen: "Meine positive Intention ist, dass ich eine wunderschöne, liebevolle Beziehung habe, die so wundervoll bis an mein Ende bleibt." Statt „Positive Intention“ können Sie auch „mein Ziel“ oder „meine Vision“ sagen. Sie können die Affirmation auch anfangen mit: "ich wünsche mir ...". Wählen Sie den Satzanfang aus, der für Sie am kraftvollsten ist.

L = Langfristiges Engagement: Das „L“ steht dafür, dass Sie sich langfristig für Ihre Vergebung engagieren. Hier wird betont, dass es wichtig ist, dass Sie langfristig diese Technik praktizieren. Vergebung ist keine Sache von ein oder zwei Tagen. Es kann Wochen, Monate oder bei sehr schwierigen und starken Verletzungen, sogar Jahre dauern. Es ist wichtig, dass Sie durchhalten und dass Sie langfristig an Ihrer Vergebung arbeiten. Sie werden allerdings sehen, dass Sie schon in kurzer Zeit Erfolg feststellen können. Die *L-Aussage* lautet immer gleich, und zwar: „Ich gehe die langfristige Verpflichtung ein, meine *positiven Intention* und die *HEAL*-Methode anzuwenden.“ Das war's auch schon.

HEAL in der langen Version

Jetzt haben Sie die *HEAL-Technik* kennengelernt. Aber wie genau wenden Sie sie an? Dazu gibt es eine kurze und eine lange Variante.

Heal (Lange Version)

Ziel: Vergebung

Technik:

1. **Unversöhnlichkeit**: Denken Sie an eine Unversöhnlichkeit in Ihrem Leben.

2. **Herz-Fokus**: Machen Sie die Herz-Fokus-Technik für 3 - 5 Minuten. Richten Sie Ihre Aufmerksamkeit auf Ihre Herzgegend. Atmen Sie dabei langsam in Ihren Bauch ein und aus.

3. **H-Aussage**: Überlegen Sie, was Sie sich von der verletzenden Situation gewünscht hätten. Machen Sie eine H-Aussage, die Ihre Hoffnungen widerspiegelt. Die Aussage ist persönlich, spezifisch und positiv. Marias Beispiel: „Ich wünschte mir eine liebevolle und schöne Beziehung mit Tim."

4. **H-Aussage im Herzen**: Halten Sie in Ihrem Herzen Ihre H-Aussage: „Ich wünschte ..."

5. **E-Aussage**: Erziehen Sie sich nun selbst: Ihre Wünsche werden in der Realität nicht immer erfüllt. Machen Sie Ihre E-Aussage. Verstehen und akzeptieren Sie mit Ihrem Herzen, dass Ihre Wünsche nicht immer erfüllt werden. Marias Beispiel: "Allerdings verstehe und akzeptiere ich, dass Menschen manchmal betrü-

gen.“

6. **Affirmation**: Affirmieren Sie Ihre positive Intention. Ihr positives langfristiges Ziel. Ihre Affirmation ist die A-Aussage. Marias Beispiel: "Meine positive Intention ist, dass ich eine wunderschöne, liebevolle Beziehung habe, die so wundervoll bis an mein Ende bleibt."

7. **A-Aussage im Herzen**: Halten Sie entschlossen Ihre A-Aussage in den warmen Gefühlen Ihres Herzens. Wiederholen Sie Ihre positive Intention einige Male.

8. **L-Aussage**: Machen Sie eine L Aussage: „Ich verpflichte mich langfristig, meiner positiven Intention zu folgen und die HEAL-Methode zu praktizieren.“

9. **Bauchatmung zum Abschluss**: Atmen Sie langsam und tief für 30 Sekunden bis zu 1 Minute in Ihren Bauch ein und aus.

Wie oft? Wie lange? 15 – 20 Minuten täglich für drei Wochen.

Vertiefende Hinweise:

Übung macht den Meister: HEAL sieht auf den ersten Blick kompliziert aus, ist es aber nicht. Mit etwas Übung wird es Ihnen leicht fallen. Probieren Sie es aus. Sie werden sehen, dass diese Methode sehr wirkungsvoll ist. Sie wurde an tausenden von Menschen wissenschaftlich getestet.

HEAL in ein paar Sekunden

Die *HEAL*-Methode in der kurzen Variante ist für zwischendurch. Die *HEAL*-Methode (kurz) wird ähnlich wie *PERT* angewandt, und zwar immer, wenn Ihre Unversöhnlichkeit auftaucht.

Heal-Methode (Kurze Version)

Ziele: Vergebung

Technik:

1. **Bauchatmung**: Atmen Sie achtsam zweimal in Ihren Bauch ein und aus.

2. **Erinnerung**: Bei Ihrem dritten Einatmen stellen Sie sich jemanden vor, den Sie lieben oder eine schöne Naturszene, welche Sie mit Ehrfurcht und Frieden erfüllt. Stellen Sie sich darüber hinaus vor, dass Ihre positiven Gefühle in Ihrer Herzgegend zentriert sind. Fahren Sie fort, langsam ein und aus Ihrem Bauch zu atmen.

3. **H-Aussage**: Überlegen Sie, was Sie sich in der verletzenden Situation gewünscht hätten. Machen Sie eine H-Aussage.

4. **E-Aussage**: Erziehen Sie sich, indem Sie sich klarmachen, dass in der Realität Wünsche nicht immer erfüllt werden.

5. **Affirmation**: Affirmieren Sie Ihre positive Intention.

6. **L-Aussage**: Machen Sie Ihre L-Aussage, Ihrer positiven Intention zu folgen und die HEAL-Methode zu praktizieren.

Wie oft? Wie lange? Die kurze Version wenden

Sie jedes Mal an, wenn Sie sich verletzt fühlen oder Ihre Unversöhnlichkeit auftaucht. Machen Sie dies für drei Wochen.

Vertiefende Hinweise: *Wenden Sie beide HEAL-Versionen simultan an:* Sie ergänzen sich hervorragend.

Nun haben Sie die HEAL-Methode in beiden Varianten kennengelernt. Sie ist wirkungsvoll trotz aller Einfachheit. Die HEAL-Methode wurde sogar bei schwersten Unversöhnlichkeiten angewendet. Der Wissenschaftler *Fred Luskin* hat Familien mit dieser Methode geheilt, die Familienmitglieder verloren hatten. Ein Kind zu verlieren ist mit einer der schwersten Situation. Dem Täter zu vergeben, ist unfassbar schwierig. Dass seine HEAL-Methode sogar bei solch schweren Fällen wirkt, ist bemerkenswert.

Damit schließen wir das Kapitel über Vergebung ab. Sie sind jetzt mit einem Arsenal an wirkungsvollen Techniken ausgerüstet, um Ihre Unversöhnlichkeit in den Griff zu bekommen und Frieden zu schließen.

Die wichtigsten Punkte in Kürze

- Manchmal sind Verletzungen so groß, dass wir uns inhaltlich mit Ihnen auseinandersetzen müssen. Dies geschieht bei HEAL.
- Die Opfer-Geschichte wird in eine Helden-Geschichte umgewandelt. Dadurch nehmen Sie der Verletzung die Schärfe.
- Sie rücken mit der *positiven Intention* Ihr Leben ins rechte Licht. Ist die Verletzung tatsächlich so wichtig, dass sie Ihr Leben derart beeinflusst? Nein!
- Beide Versionen von HEAL sollten regelmäßig angewendet werden. Dann werden Sie den Groll loslassen können.

KAPITEL 4: VIER SCHRITTE ZU INNEREM FRIEDEN

"Wenn Du vergibst, änderst Du nicht die Vergangenheit, Du veränderst die Zukunft."
- Anonym

In diesem Kapitel ...

- Wie Sie in 4 Schritten Ihre Vergangenheit loslassen
- Seien Sie Verletzungs-Detektiv
- Ein paar Techniken reichen aus

In diesem Kapitel werden Sie den 4-Schritte-Prozess kennenlernen. Dieser bringt alles zusammen. Ich bitte Sie innigst, diesen Prozess anzuwenden. Er wird ihr Leben verändern. Er benötigt nur ein paar Minuten täglich. Genug geredet, fangen wir an:

1. Schritt: Machen Sie eine Verletzungs-Liste: Schreiben Sie jede Verletzung nieder, die Ihnen einfällt. Dass Sie sich an eine Verletzung erinnern, bedeutet, dass Sie sie noch nicht losgelassen haben. Etwas in ihnen nagt noch. Schreiben Sie einfach darauf los, ohne Zensur, einfach was Ihnen gerade einfällt. Es können ruhig Sachen dabei sein, die Sie schon längst vergessen haben. Vielleicht hat ein Schulkamerad Sie vor der Klasse blamiert. Es kann alles sein. Machen Sie sich keine Gedanken, und schreiben Sie alles nieder. Bei den meisten kommt eine ganz schön ausführliche Liste heraus. Viele sind erstaunt, wie lange die Liste doch geworden ist. Wie ist es bei Ihnen?

Nehmen Sie nun einen roten Stift und kreisen die Verletzungen ein, die Sie heute noch belasten. Das sind solche Verletzungen, die Sie jetzt noch ärgern und kränken. Nehmen Sie dann einen gelben Stift, und kreisen solche Verletzungen ein, an die Sie hier und da noch denken und die Sie etwas belasten. Wenn Sie damit fertig sind, kreisen Sie mit grün solche Verletzungen ein, die Sie gar nicht mehr belasten. Machen Sie das nach Gefühl. Sie können später noch immer etwas ändern.

Wir arbeiten mit den rot umrandeten Situationen. Wie viele haben Sie? Es ist normal, wenn sie 3–5 Situation haben. Wenn Sie mehr haben, so ist das kein Problem. Dann machen Sie den Friedens-Prozess einfach etwas länger. Nehmen Sie sich von diesen rot umkreisten Verletzungen die heraus, die Sie am meisten belastet. Mit dieser fangen wir an.

2. Schritt: HEAL: Machen Sie nun für drei Wochen jeden Abend die HEAL-Technik in der langen Version. Wenn Sie das Gefühl haben, dass Sie bereits vergeben haben, müssen Sie die drei Wochen nicht vollmachen. Die HEAL-Technik wirkt entspannend und Sie werden sich danach wohlfühlen. Sie ist wie eine Meditation. HEAL ist eine sehr wirkungsvolle Technik. Sie werden die Wirkung sofort spüren. Nicht nur, dass Sie dadurch vergeben, nein, Sie werden insgesamt ruhiger und entspannter werden.

Tipp: **Benutzen Sie die 2-Minuten-Regel**. Diese stelle ich im nächsten Teil vor. Nehmen Sie sich vor, jeden Abend, nur 2 Minuten, die HEAL anzuwenden. Dadurch wird es Ihnen leichter fallen, anzufangen. Die vollständige HEAL dauert 15 - 20 Minuten. Wenn Sie diese dann doch vollständig machen, umso besser. Wenn Sie an diesem Abend wirklich keine Lust haben, dann bleibt es bei den 2 Minuten. Das ist auch gut. Meistens wird es so sein, dass Sie die HEAL vollständig durchführen. Das zeigt die Erfahrung. Wichtig ist, dass Sie sich nicht unter Druck setzen. Wir haben schon genug Stress in unserem Leben. In diesem Programm geht es um Frieden, nicht um Stress.

3. Schritt: Machen Sie eine Gute-Laune-Diät: Dieser Schritt ist parallel zum zweiten Schritt. Für drei Wochen, möchte ich, dass es Ihnen möglichst gut geht. Bei jedem negativen Gefühl, sei es Unversöhnlichkeit, negative Gedanken, Stress, Sorgen oder Angst, machen Sie entweder die **4-7-8-Atmung**, **PERT** oder **Kurz-HEAL**. Diese Mikro-Taktiken wirken wahre Wunder. Je früher sie das Gefühl erwischen, desto besser.

Normalerweise läuft es so ab: Ein negativer Gedanke taucht auf, wir greifen ihn auf, denken mehr darüber nach, wir fühlen uns schlechter und schlechter. Diesen Teufelskreis unterbrechen wir für drei Wochen. D.h., wenn Sie ein negatives Gefühl oder einen negativen Gedanken bemerken, machen Sie eine der drei Mikrotaktiken. Dies ist die Gute-Laune-Diät. Sie werden sehen, wie gut es Ihnen geht. Wir trainieren gute Gefühle. Dadurch werden in unserem Gehirn neue Schaltkreise gebildet. Es gewöhnt sich an positive Gefühle und entwöhnt sich von negativen Emotionen.

Tipp: Nutzen Sie eine *Erinnerungs-App* oder visualisieren sie den *idealen Tag*. Dies hilft Ihnen, die Techniken anzuwenden. Diese Techniken stell ich Ihnen im nächsten Teil vor.

4. Schritt: Wiederholen der Schritte zwei und drei: Nach etwa drei Wochen werden Sie in Frieden mit der Verletzung sein. Sie haben vergeben. Wenn Sie das Gefühl haben, Sie brauchen noch mehr Zeit, kein Problem! Verlängern Sie um eine Woche und schauen Sie, wie es Ihnen mit der Verletzung geht. Nehmen Sie sich nun die nächste rot umrandete Verletzung vor. Machen Sie drei Wochen HEAL und die Gute-Laune-Diät.

Tipp: Unser Gehirn mag Abwechslung. Wechseln Sie zwischen der 4-7-8-Atmung, der PERT und Kurz-HEAL ab. Gefällt Ihnen einer dieser Mikro-Taktiken besonders gut oder Sie haben das Gefühl, Sie hilft Ihnen besonders gut, so können Sie natürlich auch bei dieser einen Technik bleiben. Ansonsten empfehle ich, wechseln Sie diese Techniken ab.

Ich kann Ihnen versprechen, Sie werden schnell spüren, wie Ihr Leben friedvoller wird. Wiederholen Sie diesen Zyklus mindestens zweimal. Es wird ihr Leben deutlich verbessern. Vielleicht spüren Sie wie gut es ihnen tut. Dann machen

Sie doch einfach weiter. Es schadet nicht, auch die kleinste Verletzung zu vergeben. Was meinen Sie?

Nach drei Zyklen können Sie die HEAL in der langen Version weglassen. Machen Sie einfach nur noch die Gute-Laune-Diät. Dies wird höchstwahrscheinlich ausreichen, um die bestehenden Verletzungen in Frieden zu verwandeln. Aber bedenken Sie, Sie sind der Chef und dies sind nur Empfehlungen. Haben Sie das Gefühl, die HEAL länger anwenden zu wollen, so machen Sie dies. Vertrauen Sie Ihrem Gefühl.

Dieser 4-Schritte-Prozess wird ihr Leben verändern. Bitte bleiben Sie am Ball. Dieser Prozess kostet Sie nicht viel Zeit. Ein paar Minuten täglich reichen aus. Wichtig ist, dass sie dran bleiben! Ausdauer ist die wichtigste Zutat zum Erfolg.

Die wichtigsten Punkte in Kürze

- *4 Schritte zum inneren Frieden* ist ein Prozess, der Ihr Leben verändern wird. Am wichtigsten ist, dass Sie dranbleiben.
- Stellen Sie eine Liste über ihre Verletzungen auf. Die wichtigsten markieren sie rot.
- Machen Sie drei Wochen lang HEAL und die Gute-Laune-Diät. Sie werden spüren, wie ihr Leben friedvoller wird.
- Wiederholen Sie diesen Zyklus mindestens zweimal.

Zusammenfassung des 5. Teils

„Wir sollen immer verzeihen: Dem Reuigen um seinetwillen, dem Reuelosen und unseretwillen.“ - Marie Freifrau von Ebner-Eschenbach

- Leiden gehören zum Leben. Erlauben Sie sich, schlecht drauf zu sein. Nur wenn negative Gefühle überhandnehmen, sollten Sie etwas tun.
- Vergebung bedeutet, dass Sie mit den Verletzungen aus der Vergangenheit in Frieden sind.

In der folgenden Tabelle sehen Sie eine Zusammenfassung der Taktiken.

Techniken	Anwendung	Aufwand	Unterstützung	Ziel
Herz-Fokus	10-15 Min., 1 x täglich für 3 Wochen	moderat	Sonneneruptions-Technik, StikK.com, Seinfeld-Kalender	Vergebung (leicht/mittel)
PERT	Mehrmals täglich, immer wenn Unversöhnlich-keit auftritt	leicht	Visualisierung des idealen Tages, Redo-Reminder, Verknüpfung	Vergebung (leicht/mittel)
4-7-8-Atmung	Mehrmals täglich, immer wenn Unversöhnlich-keit auftritt	leicht	Visualisierung des idealen Tages, Redo-Reminder, Verknüpfung	Vergebung (leicht/mittel)
HEAL (lang)	15-20 Min., 1 x täglich für 3 Wochen	moderat	Sonneneruptions-Technik, StikK.com, Seinfeld-Kalender	Vergebung (schwer)
HEAL (kurz)	Mehrmals täglich, immer wenn Unversöhnlich-keit auftritt	leicht	Visualisierung des idealen Tages, Redo-Reminder, Verknüpfung	Vergebung (schwer)

Glückwunsch, dass Sie bis hier gelesen haben! Ich hoffe, es hat Ihnen etwas Freude bereitet. Es liegt mir am Herzen, dass Sie Ihren Groll und Kränkungen loslassen. Deswegen appelliere ich abschließend nochmals an Sie, die Techniken anzuwenden. Ich weiß auch aus eigener Erfahrung, wie schwierig es ist, den inneren Schweinehund zu überwinden und etwas langfristig zu praktizieren. Leider ist das der Preis, den wir zu zahlen haben, wenn wir unser Leben verbessern möchten. Die Techniken in diesem Buch werden Ihr Leben enorm verbessern und Sie sind nicht sonderlich aufwändig. Ich wünsche Ihnen Glück, viel Vergebung und Freude in Ihrem Leben. Ich hoffe, ich konnte mit diesem Buch ein wenig dazu beitragen.

TEIL 6: WIE SIE DRANBLEIBEN

"Auch eine Reise von tausend Meilen beginnt mit dem ersten Schritt." - Laotse

In diesem Teil ...

- Dranbleiben ist das A und O des Erfolgs
- Wie Sie mithilfe von Erinnerungs-Apps, der 2-Minuten-Regel und anderen Techniken, wirklich langfristig am Ball bleiben

Den wichtigsten Baustein, damit Erfolg haben, habe ich noch nicht genannt: Sie müssen die hier beschriebenen Techniken anwenden! Mir liegt Ihr Glück am Herzen und deswegen gebe ich Ihnen noch ein paar Hinweise, wie Sie die Techniken auch wirklich verwenden.

Wir werden diesen Teil am Beispiel der Unversöhnlichkeit durchgehen. Zum einen, weil dieser Teil noch ganz frisch ist und zum anderen können sie die hier vorgestellten Hacks ganz einfach auf die anderen Emotionen Angst, Depression und Ärger übertragen.

Hacks zu Mikro-Taktiken

Mikro-Taktiken, sind kurze Techniken, wie etwa **Expansion**, die **Löschtaste, PERT**, die **4-7-8-Atmung**, **Kurz-HEAL** und andere. Diese Techniken kosten uns wirklich kaum Zeit, wir können sie jederzeit zwischendurch anwenden. Das Hauptproblem dieser Techniken ist, dass wir sie leicht vergessen. Wenn wir uns vornehmen, einmal täglich 30 Minuten zu joggen, so werden wir dies nicht vergessen. Wenn wir uns aber vornehmen, fünfmal täglich PERT zu praktizieren, so kann das schnell vergessen werden. Hierzu gibt es mehr Lösungsmöglichkeiten:

- **Reminder-App**: Es gibt einige Apps, die entweder zu bestimmten Tageszeiten oder in bestimmten Intervallen erinnern. Ich benutze *ReDo Reminder* für Android. Diese App gewinnt sicher keinen Schönheitspreis, ist aber praktisch und einfach zu bedienen. Mit dieser App können Sie sich an die Techniken erinnern lassen.

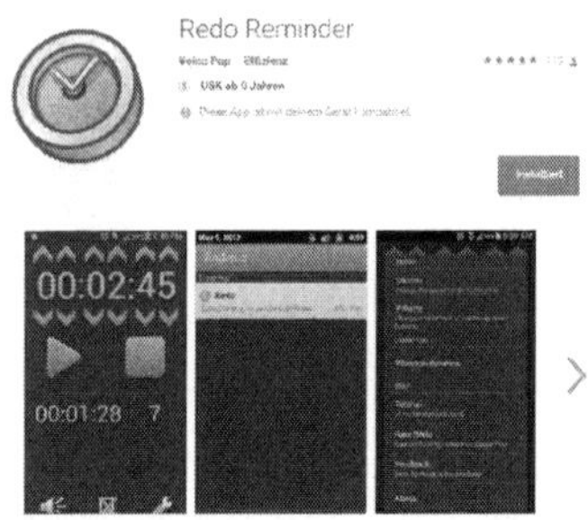

- **Verknüpfen mit bestehenden Gewohnheiten**: Eine Möglichkeit besteht darin, dass Sie die Techniken mit anderen Gewohnheiten verknüpfen. Sie können Sie sogar mit negativen Gewohnheiten verbinden: In diesem Fall bietet es sich an, dass Sie die Techniken mit Unversöhnlichkeiten zu verknüpfen. Sie können etwa jedes Mal, wenn Ärger oder Schmerz über vergangene Verletzungen auftaucht, Kurz-HEAL machen. Sie können auch andere Gewohnheiten oder Situationen verknüpfen: Morgens, direkt nach dem Aufwachen, machen Sie Herz-Fokus oder jedes Mal, wenn Sie etwas Süßes essen möchten. Überlegen Sie, was am besten für Sie passt.
- **Visualisierung des idealen Tages**: Ferner ist eine sehr wirkungsvolle Technik, Ihren **idealen Tag zu visualisieren.** Sie können das direkt nach dem Aufwachen machen, wenn Sie noch

im Bett liegen. Vorausgesetzt, Sie sind nicht zu schlaftrunken. Wenn Sie zu schläfrig sind, so trinken Sie ein großes Glas Wasser oder duschen erst.

Visualisierung Des Idealen Tages

Ziel: Motivation aufbauen und erinnern

Technik: Sie stellen sich vor, wie Sie Ihre Techniken, die Sie sich für diesen Tag vorgenommen haben, mit Freude machen.

Wie lange? Wie oft? Täglich morgens für 2 – 3 Minuten.

Vertiefende Hinweise:

- **Visualisieren Sie Verknüpfungen**: Zum Beispiel: Sie haben sich vorgenommen, jeweils PERT zu praktizieren, nach 20 Minuten fernsehen, nach dem Sie auf dem Klo waren und bevor Sie etwas essen. Stellen Sie sich vor, wie Sie nach 20 Minuten fernsehen, sich aufrecht hinsetzen und PERT durchführen. Stellen Sie sich vor, wie Sie nach Ihrem Klogang und bevor Sie etwas essen, die Atmung machen.
- **Erfolgreich**: Stellen Sie sich vor, wie Sie Ihre Techniken mit Freude machen und erfolgreich sind.
- **Keine Grenzen**: Sie können auch andere Dinge visualisieren. Vielleicht haben Sie ein Gespräch mit Ihrem Chef, was Sie stresst. Stellen Sie sich vor,

wie dieses Gespräch optimal abläuft. Sie können sich vorstellen, was Sie tun, wenn Ihr Chef Sie kritisiert. Falls Sie einen Termin beim Zahnarzt haben, können Sie sich ausmalen, wie Sie gelassen mit der Situation umgehen. Es sind keine Grenzen gesetzt.

Hacks zu aufwändigeren Techniken

Nun befassen wir uns mit aufwändigeren Techniken, wie den Herzfokus, HEAL(lang), TheWork oder Happiness-Tapping. Wenn Sie es bis hierhin geschafft haben, so sind Sie bereits einen weiten Weg gegangen. Glückwunsch! Trotzdem ist es nicht immer leicht, dranzubleiben. Deswegen sehen Sie nachfolgend ein paar Tipps, die Ihnen den einen oder anderen Motivationsschub geben werden:

- **Die 2-Minuten-Regel**: Ich mag coole Namen und gute Konzepte. Die 2-Minuten-Regel besagt, dass wir uns nur 2 Minuten einer längeren Aktivität vornehmen. Zum Beispiel nehmen Sie sich beim Herz-Fokus vor, nur **2 Minuten zu meditieren**. Die Idee ist, dass der Anfang schwer ist und uns oft davon abhält, überhaupt etwas zu tun. Wenn wir uns vornehmen, 45 Minuten zu joggen, fällt es uns wesentlich schwerer anzufangen, als wenn wir uns vornehmen, nur zwei Minuten zu laufen. Wenn wir aber erst einmal angefangen haben, werden wir höchstwahrscheinlich weiter machen. Probieren Sie es aus. Sie werden überrascht sein, wie gut die Technik funktioniert. *Ich habe etwa die 2-Minuten-Regel beim Schreiben des Buches angewendet. Ich hatte mir vorgenommen jeden Tag 2 Stunden an diesem Buch zu schreiben. Jedes Mal, wenn ich es machen wollte Camille 2 Stunden wie ein riesiger Berg vor. Ich fing an zu prokrastinieren – ich zögerte es hinaus. Dann stieß ich auf die 2-Minuten-Regel. Ich probierte sie einfach aus, schaden konnte es ja nicht. Ich setzte mich also hin und nahm mir vor nur 2 Minuten zu schreiben. Manchmal war das nur ein Satz. Das Ergebnis war, dass sich in etwa zwei Drittel aller Fälle mindestens 1 Stunde lang schrieb. Die 2-Minuten-Regel war bei mir ein voller Erfolg.*

- **Legen Sie sich fest mit StickK.com**: Bei dieser Seite geht es darum, Ihnen noch einen zusätzlichen Motivationsschub zu geben, um Gewohnheiten aufzubauen. Sie möchten etwa ab morgen täglich joggen. Sie haben bei *StickK.com* die Möglichkeit Geld einzuzahlen. Sie verlieren Ihr Geld, wenn Sie nicht täglich joggen. Das kann sehr motivierend sein. Es sollte ein Betrag sein, der schmerzt, falls Sie ihn verlieren. Also nicht fünf Euro, sondern eher 200 €. Die Webseite *StikK.com* ist gut gemacht. Es gibt dort noch andere Möglichkeiten, sich festzulegen. Schauen Sie sich die Seite an – es lohnt sich.

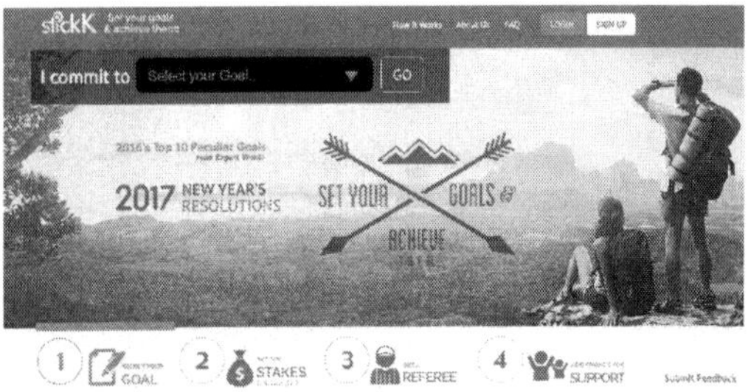

- **Seinfeld-Kalender und TrackerApp**: Die Idee dazu geht auf *Jerry Seinfeld,* den Komiker, zurück. Er hatte sich vorgenommen, jeden Tag einen neuen Witz zu erfinden. Hatte er das geschafft, so machte er in seinem Kalender ein dickes, rotes Kreuz. Er sagt, er dürfe die Kette nicht brechen. Also kein Tag ohne dickes, rotes Kreuz. Die Kette nicht brechen zu wollen, kann sehr motivierend sein. Sie können gerne einen Kalender benutzen, aber eine App tut's auch. TrackerApps gibt etliche: Eine einfache App ist *Ziel und Gewohnheit Tracker.* Sie ist einfach zu bedienen und funktioniert.
- **Belohnen Sie sich**: Sie können sich belohnen, wenn Sie einen Meilenstein

erreicht haben. Zum Beispiel gönnen Sie sich eine Massage, wenn Sie erfolgreich drei Wochen lang, den Herz-Fokus praktiziert haben. Sie können sich auch für Kleinigkeiten belohnen. Wenn Sie beispielsweise den idealen Tag visualisiert haben, gönnen Sie sich ein leckeres Frühstück als Belohnung. Belohnungen sind ein großartiges Werkzeug, um Gewohnheiten positiv zu verstärken. Wir tendieren eher, uns zu kritisieren, wenn wir etwas nicht geschafft haben. Besser ist es, uns zu belohnen, wenn wir etwas Gutes gemacht haben. Das stärkt unser Selbstwertgefühl.

Die wichtigsten Punkte in Kürze

- Ein bisschen Ausdauer ist wichtig, um vergeben zu können. Der eine oder andere bekommt da so hin. Sind Sie aber eher wie der Autor, so sind ein paar Hilfsmittel willkommen.
- In diesem Kapitel sind einige sehr wirkungsvolle Tricks genannt, die Ihnen helfen werden, die Vergebungs-Techniken anzuwenden.
- PERT, 4-7-8-Atmung und Kurz-HEAL sind Techniken, die nur Sekunden dauern. Sie werden mehrmals täglich angewendet. Die Herausforderung besteht darin, diese nicht zu vergessen. Da kann die *Visualisierung des idealen Tags* oder eine *Reminder-App* helfen.
- Herz-Fokus und die lange Version von HEAL dauern etwa 15 Minuten. Hier ist die 2-Minuten-Regel eine große Unterstützung.

ZUSAMMENFASSUNG DES BUCHES

"Wenn es deinen inneren Frieden kostet, ist es zu teuer." – Anonym

In der folgenden Tabelle sind alle Techniken dieses Buches noch mal zusammengefasst. Aus der Tabelle kannst du ablesen, für welche Gefühls-Intensität die jeweilige Technik geeignet ist. Einige Techniken, wie etwa die 4-7-8-Atmung, sind für akute Situationen bestimmt. D. h. wenn beispielsweise gerade Angst da ist, kannst du die 4-7-8-Atmung anwenden. Einige Techniken sind vorbeugend zu benutzen, wie zum Beispiel TheWork. Du findest dann in der Spalte entsprechend „ja" eingetragen. In der Tabelle sind auch die Techniken der „zusätzlichen Ressourcen" enthalten. Unter „Hinweise" kannst du sehen, auf welche Emotionen sich die jeweilige Technik gerade bezieht.

Technik	Intensität	akut	vorbeugend	Emotion
Expansion	Leicht	Ja		Alle
4-7-8- Atmung	Mittel	Ja		Alle
Defusion	Mittel	ja		Alle
Sedona	Ziemlich	Ja		Alle
Löschtaste	Ziemlich	Ja		Alle
TheWork	Sehr		Ja	Alle
Happiness-Tapping	Sehr		Ja	Alle
Wechselatmung	Mittel	Ja		Angst
Anti-Panik-Atmung	Sehr	Ja		Angst
C.A.T.S.	Leicht bis ziemlich		Ja	Angst

Technik	Intensität	akut	vorbeugend	Emotion
Sport	Leicht bis sehr	Ja	Ja	Depression
Positiver Tagesrückblick	Leicht bis sehr		Ja	Depression
Atem-Espresso	Leicht bis sehr	Ja		Depression
Bright Mood	Leicht/Mittel		Ja	Depression
Waffe#1	Ziemlich/sehr	Ja		Ärger
Waffe#2	Ziemlich/sehr	Ja		Ärger
Herz-Fokus	Leicht/Mittel		Ja	Vergebung
PERT	Leicht/Mittel	Ja		Vergebung
HEAL (lang)	Sehr		Ja	Vergebung
HEAL (kurz)	Sehr	Ja		Vergebung

Eine Sache noch zum Abschluss. Manchmal bekommst du deine Emotionen schnell in den Griff. Manchmal allerdings dauert es länger. Wenn du dich schon seit Jahren mit Ängsten herumärgerst, so sind diese nicht innerhalb von ein paar Tagen verschwunden. Habe bitte etwas Geduld. Der Erfolg kommt sicher. Ausdauer ist der Erfolgsfaktor Nummer eins. Wenn du den 5-Schritte-Friedens-Prozess konsequent folgst, wirst du dich von deinen Gefühlen befreien können.

ANHANG: 20 KILLER-TECHNIKEN

In diesem Anhang findest du noch einmal alle Techniken dieses Buches in alphabetischer Reihenfolge. Warum? Damit du nicht eher immer mal wieder hin und her blättern musst, findest du hier alle Techniken in aller Kürze.

4-7-8-Atmung

Ziel: Gedankenstopp und Entspannung

Technik:

7. Berühre mit deiner Zungenspitze deinen Gaumen, gleich hinter den oberen Schneidezähnen. Lass deine Zunge in dieser Position während der gesamten Atmung.
8. Atme durch deinen Mund und gespitzte Lippen, mit einem woosh-Geräusch, vollständig aus.
9. Schließe deinen Mund und inhaliere lautlos durch deine Nase, wobei du bis vier zählst.
10. Halte den Atem an, wobei du bis sieben zählst.
11. Atme wie unter zwei durch den Mund aus, wobei du bis acht zählst.
12. Wiederhole die Schritte drei, vier und fünf für insgesamt vier Atemzüge.

Wie oft? Wie lange? Mindestens zweimal täglich. Darüber hinaus jedes Mal, wenn negative Gedanken oder Gefühle aufsteigen. Für die ersten vier Wochen mache jeweils nicht mehr als vier Atemzüge. Danach kannst du gerne mehr machen.

Tipps & Tricks:

- **Wirkt stark gegen Stress und Ängste**: Diese Atemtechnik wurde von Dr. Andrew Weil propagiert. Es ist ein großartiges Mittel gegen Ängste und Stress. Täglich ausgeführt, hat diese Atmung weitere positive Effekte, wie eine deutliche Blutdrucksenkung oder Senkung der durchschnittlichen Herzrate. Diese Atemtechnik ist so wirkungsvoll, dass sie sogar besser gegen Ängste und Panik-Attacken wirkt als Medikamente. Es ist eine einfache und sehr wirkungsvolle, entspannende Atemtechnik.
- **Morgens und abends**: Du kannst die Atmung jederzeit anwenden. Dr. Weil selbst empfiehlt sie morgens nach dem Aufwachen anzuwenden und abends vor dem Zubettgehen.
- **Schlafen in einer Minute**: Die Atmung ist bekannt, dass sie dich in einer Minute einschlafen lässt. Wenn du also Schlafprobleme hast, so ist diese Technik die beste Hilfe.
- **Erklärvideo**: Dr. Weil erklärt die Atemtechnik in einem Video unter folgendem Link: http://tinyurl.com/4-7-8-Atmung.

Anti-Panik-Atmung

Ziel: Abbau von Panik und anderen starken Emotionen, Energieschub

Technik:

APA ist sehr kraftvoll gegen Panik, ist aber keine ganz einfache Technik. Deswegen habe ich sie in mehrere Schritte aufgeteilt.

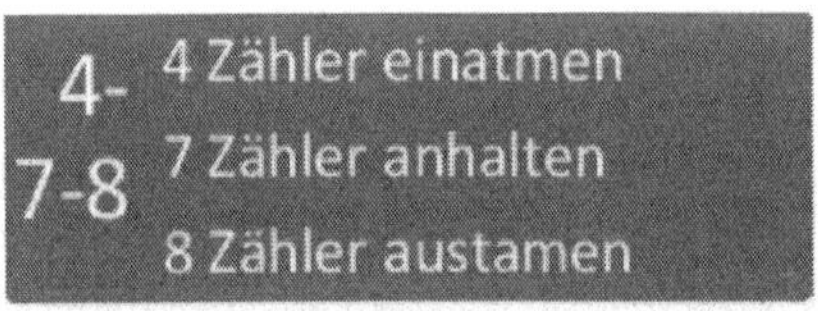

1. Schritt: 4-7-8 Atmung

In diesem ersten Schritt praktizierst du die 4-7-8 Atmung. Sie allein ist schon sehr wirkungsvoll gegen Ängste und Panik. Es gibt wissenschaftliche Studien, die nachweisen, dass die 4-7-8 Atmung stärker gegen Ängste und Panik wirkt als Medikament. Du hast diese Atmung schon oben kennengelernt, aber wir wiederholen sie kurz (ohne die Vorbereitung):

- Schließe deinen Mund und inhaliere lautlos durch deine Nase, wobei du bis **vier** zählst. Lege dabei deine Zungenspitze hinter deine Schneidezähne auf den Gaumen.
- Halte den Atem an, wobei du bis **sieben** zählst.

- Atme durch den Mund aus, so als, ob du Geburtstagskerzen ausblasen würdest, wobei du bis **acht** zählst.
- Das war ein Zyklus.

Das war's schon. Im nächsten Schritt fügen wir ein weiteres Element hinzu.

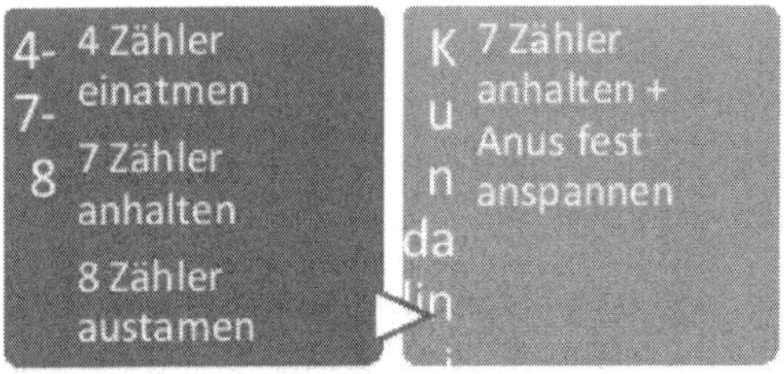

2. Schritt: 4-7-8 + Kundalini

In diesem Schritt wird ein Element aus dem Kundalini-Yoga hinzugefügt, und zwar den Anus anspannen. Dadurch wird Energie erzeugt, die die Wirbelsäule hochgeht.

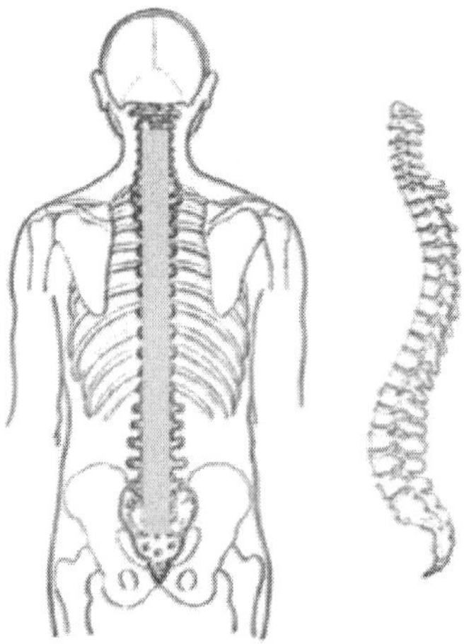

Energetische Techniken wirken hervorragend gegen Panik. Während einer Panik ist man nicht in der Lage, subtile Techniken auszuführen, aber den Anus anspannen schafft man sogar während eines Panikanfalls.

- Schließe deinen Mund und inhaliere lautlos durch deine Nase, wobei du bis vier zählst.
- Halte den Atem an, wobei du bis sieben zählst. **Spanne dabei deinen Anus fest an.** Achte darauf, dass deine Wirbelsäule gerade ist.
- Atme durch den Mund aus, so als ob du Geburtstagskerzen ausblasen würdest, wobei du bis acht zählst. Lasse dabei die **Spannung in deinem Anus los**.
- Wiederhole diesen Zyklus für insgesamt vier Atemzüge.

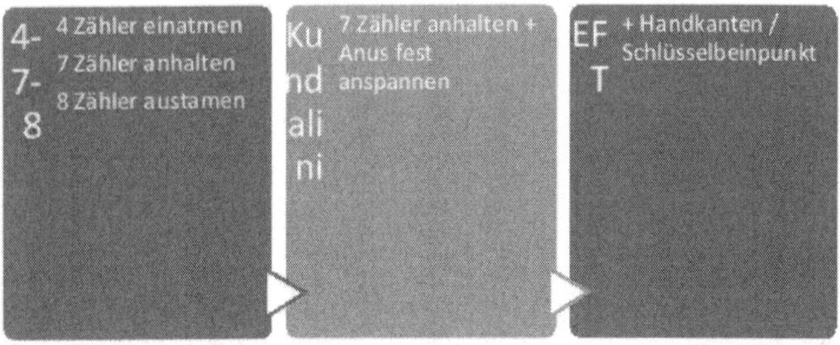

3. Schritt: 4-7-8 + Kundalini + EFT

Nun nehmen wir noch ein Element aus der energetischen Psychologie hinzu, und zwar dem EFT (Emotional Freedom Technique). Diese Methode arbeitet mit Akupunkturpunkten, um mentale Leiden, wie Ängste oder Depressionen mithilfe energetischer Techniken herr zu werden. Wir benutzen zwei Notfallpunkte, die speziell bei emotionalen Extremsituationen helfen: den Handkantenpunkt und den Schlüsselbeinpunkt. Diese klopfst du zusätzlich zu den bereits praktizierten Techniken.

- Schließe deinen Mund und inhaliere lautlos durch deine Nase, wobei du bis vier zählst. **Klopfe dabei den Handkantenpunkt.** Dabei klopfst du mit vier Finger feste auf deine Handkante (siehe Bild):

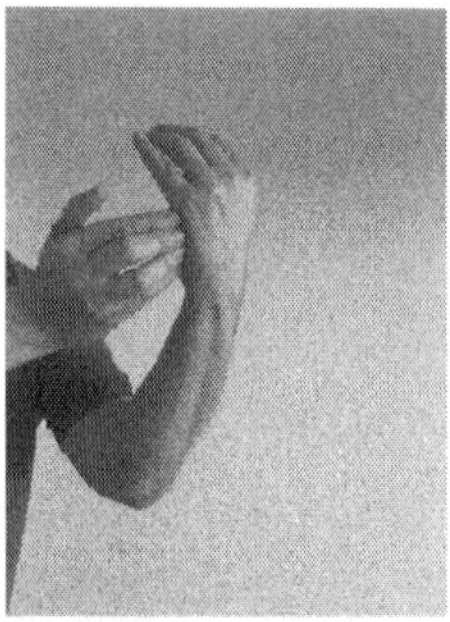

- Halte den Atem an, wobei du bis sieben zählst. Spanne dabei deinen Anus fest an. **Klopfe dabei den Handkantenpunkt.**
- Atme durch den Mund aus, so als ob du Geburtstagskerzen ausblasen würdest, wobei du bis acht zählst. Lasse dabei die Spannung in deinem Anus los. **Klopfe dabei den Handkantenpunkt.**
- Wiederhole diesen Zyklus für insgesamt vier Atemzüge. Beim 2. Zyklus klopfst du dann den **Schlüsselbeinpunkt(e)**. Du kannst nur einen oder beide Punkte klopfen.

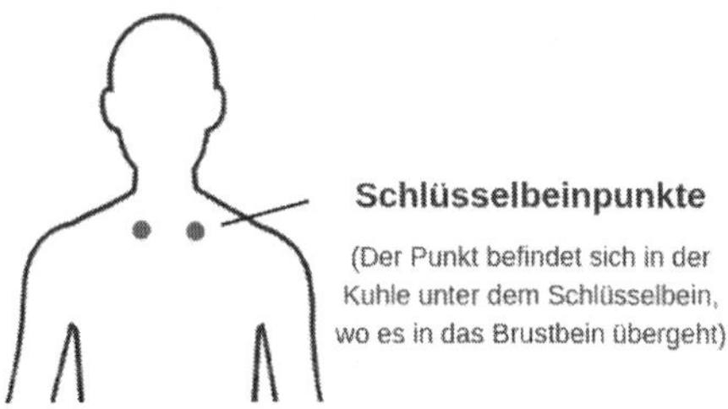
Schlüsselbeinpunkte
(Der Punkt befindet sich in der
Kuhle unter dem Schlüsselbein,
wo es in das Brustbein übergeht)

- Beim 3. Zyklus wieder den Handkantenpunkt und beim 4. Zyklus erneut den

Schlüsselbeinpunkt.

Das war APA. Sie besteht aus allen drei Schritten gleichzeitig. Auf den ersten Blick scheint es kompliziert, aber wenn du es ein paar Mal geübt hast, wird es kein Problem mehr sein.

Wie oft? Wie lange? Jedes Mal, wenn Panik aufsteigt. Du machst jeden Zyklus viermal. Normalerweise müsste die Panik erheblich gemildert sein, oder sogar ganz weg. Falls nicht, so praktiziere APA einfach weiter, bis die Panik vorbei ist.

Tipps & Tricks:

- **Diese Atemtechnik ist unglaublich stark gegen Panik**. Die 4-7-8-Atmung ist für sich gesehen schon optimal und wirkungsvoll gegen Ängste und Panik. Diese Atemtechnik hier ist die verstärkte Version, sozusagen der Anti-Panik-Turbo.
- **Zu der 4-7-8-Atmung kommen mehrere Elemente hinzu**: 1. Du spannst beim Halten des Atems deinen Anus an. Dies ist eine Technik aus dem Kundalini-Yoga. Dies wird ebenfalls zur Energetisierung verwendet. 2. Darüber hinaus werden die Notfallpunkte aus dem EFT benutzt.
- **In Stufen lernen**: Wenn du diese Atemtechnik übst, so fange an beim Halten des Atems deinen Anus anzuspannen, und zwar kräftig. Wenn du das verin-

nerlicht hast, dann füge das Klopfen der Punkte hinzu. Das alles hört sich kompliziert an, ist es aber nicht. Nach ein paar Mal hast du den Bogen raus. Und dann wirst du eine Technik haben, die dir in der Panik helfen wird.

- **Baby-Gefühle**: Versuche die Panik schon beim Aufsteigen in den Griff zu bekommen. Als Baby-Gefühl ist es leichter, sie zu kontrollieren. Wenn du dann die Atmung machst, ist alles schnell losgelassen.
- **Tipp**: Viele Leute, die von Panik-Attacken betroffen sind, haben die Befürchtung, dass die Panik-Attacke nicht aufhört. Das ist natürlich nicht wahr. Panik ist ein extremer Alarmzustand des Körpers. Dieser kann nicht lange aufrechterhalten werden. Deswegen benötigst du dir keine Sorgen zu machen, die Panik wird auf jeden Fall vorbeigehen. Und dies auch völlig ohne irgendwelche Techniken.

Atem-Espresso

Ziel: Energie-Schub

Technik:

1. Vorbereitung: Atme dreimal tief in den Bauch ein- und aus.

2. Atme aus der Nase ruckartig aus: Dies tust du, indem du deinen oberen Bauch schnell nach innen presst und dabei die Luft herausstößt. Die Hauptbeteiligten sind die oberen Bauchmuskeln. Sie werden stark und ruckartig nach innen gepresst. Das Ausatmen dauert nur etwa eine Sekunde.

3. Passiv einatmen: Lass einfach los und die Luft wird automatisch eingesogen. Auch das Einatmen ist kurz, und zwar ein bis zwei Sekunden.

4. Atme wieder aus der Nase ruckartig aus und passiv ein: Mache 10 Atemzüge in dieser Weise und atme dann wieder normal.

Fühlst du dich nun energetisiert?

Tipps & Tricks:

- **Erklär-Video**: Unter diesem Link erkläre ich den Atem-Espresso in einem Video: http://detlefbeeker.de/energie-schub-auf-knopfdruck-der-atem-espresso/
- **Ohne Vorbereitung**: Nach etwas Übung

kannst du die Vorbereitung weglassen.

- **Weniger möglich**: Du musst nicht immer 10 Atemzüge machen. Weniger ist möglich. Hauptsache, du fühlst dich wohl und die Situation erlaubt es.
- **Anzahl bis zu 100**: Du kannst die Anzahl der Atemzüge nach und nach steigern. Bis zu 100 Atemzüge sind möglich. Beeile dich damit nicht. Bis du die 100 Atemzüge erreichst, kannst du dir Wochen und sogar Monate Zeit lassen. Wichtig ist, dass du dich dabei wohlfühlst. Achte dabei immer auf dich und deinen Körper.
- **Morgens nach dem Aufstehen**: Um für den Tag Energie aufzubauen, kannst du unmittelbar nach dem Aufstehen zwei Minuten lang den Atem-Espresso machen.
- **Nicht vor dem Schlafen gehen**: Der Atem-Espresso ist anregend. Mache ihn besser nicht vor dem Schlafengehen.
- **Vorsicht**: Falls Schmerzen oder Schwindelgefühle aufkommen, solltest du die Atmung unterbrechen, indem du längere Zeit still sitzen bleibst, ruhig und tief atmest.

Gegenanzeigen: Der Atem-Espresso darf nicht von Patienten mit Herzerkrankungen, Bluthochdruck, Schwindel, Epilepsie, Schlaganfall,

Leistenbruch, Magengeschwür, Colitis, nach Operationen, Lungenemphysem oder während der Menstruation oder Schwangerschaft praktiziert werden.

Tipp: Du kannst die Wirkung noch erhöhen, wenn du dir dabei mit vier Fingerspitzen auf die Mitte deines Brustbeins klopfst. Dadurch wird die Thymusdrüse angeregt.

C.A.T.S

Ob du es glaubst oder nicht, auch Nahrungsmittel verursachen Ängste und sogar Panik. Von einigen Nahrungsmitteln ist bekannt, dass sie Angst und Panik fördern. Trotzdem solltest du genau hinschauen, wann genau Angst und Panik bei dir auftreten und ob dies durch Nahrungsmittel verursacht sein kann.

Roger hatte einen empfindlichen Magen. Wenn er beispielsweise zu viel Fett aß, lag es ihm schwer im Magen. Wenn er fettiges kurz vor dem Schlafengehen aß, führte das bei ihm zu Panik in der Nacht. Er wachte dann auf, sein Herz raste und er hatte Panik. Zum Glück konnte er diese Panik einfach verhindern, indem er nichts Fettiges mehr vor dem zu Bett gehen aß.

Einige Nahrungsmittel fördern unsere Ängstlichkeit. Es ist eine hervorragende Idee, deren Aufnahme zu reduzieren oder ganz sein zu lassen. Sie werden als C.A.T.S. (Coffein Alcohol Tabacco Sweetener) bezeichnet:[15]

- **Koffein**: Wenn du unter Ängstlichkeit leidest, vermeide Koffein. Schon kleine Dosen können Angst und sogar Panik verursachen. Studien konnten feststellen, dass Panik durch Koffein entstehen kann. Dies ist von der genetischen Disposition abhängig.[16] Menschen, die unter Sorgen und Ängsten leiden, sind häufig physisch angespannt, es wird durch Koffein noch verstärkt. Die Anspannung wird größer und somit auch Sorgen und Angst. Ganz allgemein gesprochen kann Koffein jede Form von Angst verstärken. Sogar kleinste Dosen sind dazu fähig. Untersuche deswegen, was du an Koffein zu dir nimmst: Kaffee, Energy-Drinks, Tee und Schokolade. Ja, du liest richtig. Sogar Schokolade enthält kleine Mengen an Koffein.

- **Alkohol**: Viele Menschen nutzen Alkohol, um zu entspannen. Als kurzfristigen Effekt wirkt Alkohol tatsächlich angstlindernd. Und entspannend. Ein paar Bier vor dem Zubettgehen fördern das Einschlafen. In Phasen dauerhaften Stresses, wie eine sehr kranke Person zu begleiten, greifen Menschen oft dauerhaft zu Alkohol. Das Problem: Alkohol lässt das Nervensystem in einem erregten Zustand. Trinkst du also Alkohol vor dem Zubettgehen, schläfst du schneller ein. Du wirst aber nach ein paar Stunden wieder wach und kannst nicht mehr einschlafen. Das ist der Alkohol. Aufgrund seines Effektes auf das Nervensystem ist Alkohol angst fördernd. Untersuche also, ob dein Alkoholkonsum eventuell mit Ängsten, die du hast, zusammenhängen kann. Ganz allgemein ist es eine vielversprechende Idee, deinen Alkoholkonsum zu reduzieren.

- **Tabak**: Rauchen hat bekanntermaßen sehr viele Nachteile für die Gesundheit. Trotzdem wird das Rauchen als entspannend empfunden: Man legt eine kleine Raucherpause ein. Dieses kleine Ritual ist entspannend. Man zieht sich aus dem Alltagsstress zurück und genießt eine achtsame Pause. Dies liegt aber nicht am Rauchen selbst, sondern an dem daran hängenden Ritual. Trotzdem kann Tabakkonsum Ängste verursachen. Es kann sein, dass wenn du nur eine Zigarette rauchst, dies kein Problem darstellt, aber ab der Dritten wird es problematisch. Schau dir also genauer an, ob in deinem Leben ein Zusammenhang zwischen Ängsten und Rauchen bestehen könnte.
- **Süßstoffe und Zucker**: Auch Zucker kann Ängste hervorrufen, genauso wie künstlicher Süßstoff. Nicht jeder ist anfällig dafür. Überprüfe dies für dich selbst. Wann bist du ängstlich und hast du davor Zucker oder Süßstoff konsumiert?

Defusions-Techniken I (Wörter)

Ziel: Abstand von negativen Gedanken gewinnen.

Technik

1. Musikalische Gedanken: Angenommen, die Stimme in deinem Kopf verkündet: „Ich bin ein Versager!" Wie fühlst du dich damit? Singe nun diese Aussage zu dem Lied „Happy Birthday". In meiner Erfahrung kann man gesungene Gedanken einfach nicht mehr ernst nehmen. Selbstverständlich kannst du jedes andere Lied verwenden.

2. Benenne Deine Geschichten: Dies ist eine etwas anspruchsvollere Technik, aber sehr wirkungsvoll. Wir erzählen uns immer die gleichen Geschichten. Es sind gar nicht zu viele, vielleicht vier oder fünf. Die Technik besteht darin, den Geschichten einen Titel zu geben. Dies mildert die Kraft der Gedanken. Ferner führt es zu mehr Selbst-Erkenntnis. Viele sind erstaunt, wie oft wir uns die gleiche Geschichte wieder und wieder erzählen.

Mein Freund Fabian erzählte sich gerne die Geschichte: „Ich bin nicht gut genug!" Diese Geschichte trat bei ihm in unzähligen Variationen auf. Wenn er etwa eine Frau kennen lernte, dann meldete sich die Stimme in seinem Kopf: „Die sieht viel zu gut für dich aus. Bei der hast du keine Chance!" Fabian begann nun, solche Gedanken mit „Nicht-gut-genug-Geschichte" zu betiteln. Das brachte ihm Abstand von seinen Gedanken.

3. Piep-stimme: Eine weitere Technik in der Defusion ist die „Piepsstimme". Hierbei sagst du die negativen Gedanken in einer lustigen Stimme. Du kannst die Stimme von Micky Maus nehmen, von Bart Simpson oder du kannst eine erotische Stimme nehmen. Natürlich kannst du jede andere Stimme wählen, die für dich angenehm ist. Hauptsache der negative Gedanke wird entschärft.

4. Danke Deinen Gedanken: Du kannst deinem redseligen Dath Vader im Kopf einfach „danke, lieber Verstand!" oder „danke! Das ist sehr informativ!" sagen. Du solltest allerdings nicht aggressiv oder sarkastisch mit deinem Verstand sprechen. Warm und humorvoll ist der richtige Ansatz. Dein redseliger Darth Vader meint es ja nicht böse.

Wie lange? Wie oft? Wende diese Techniken jederzeit an, wenn du negative Gedanken bemerkt. Du machst das so lange, bis du Abstand zu deinen Gedanken gewonnen hast, und zwar auch ohne diese Techniken.

Tipps & Tricks:

- **Gedanken sind nur aneinandergereihte Wörter**: Ziel ist es, dass du erkennst, dass Gedanken nur Wörter sind. Gedanken für sich gesehen sind keine Bedrohung. Du musst also negative Gedanken gar nicht loswerden, was übrigens auch gar nicht möglich ist, nein, du musst sie einfach nur defusionieren.

- **Beobachterrolle**: Die hier vorgestellten Techniken haben das Endziel, dass du einfach Abstand zu deinen Gedanken gewinnst, dass du in eine Beobachterrolle schlüpfst. Wenn du das geschafft hast, brauchst du die Defusion-Techniken gar nicht mehr anzuwenden oder zumindest nur noch gelegentlich.
- **Alternativ oder kombiniert**: Du kannst die Defusions-Techniken alternativ anwenden: Du suchst dir die aus, die dir am besten gefällt. Ich bin bspw. ein Fan der „Benenne-deine-Geschichte"-Defusion. Sie ist kraftvoll und gibt mir wertvolle Einblicke. Oder du benutzt sie kombiniert: also einmal die eine Technik, dann wieder eine andere.
- **Ein bisschen Drama ist doch ganz nett**: Übrigens, die Geschichten und negativen Gedanken werden immer da sein. Das ist Teil unseres Lebens hier auf der Erde. Finde dich damit ab. Andererseits, wenn wir keine negativen Gedanken hätten, wäre das nicht langweilig? Stell dir vor, du siehst einen Film und alle Menschen sind einfach nur nett zueinander. Keiner versteht etwas falsch, keiner unterstellt böse Absichten. Wo ist da das Drama? Wäre dieser Film

nicht sterbenslangweilig?

Hast du schon einen Favoriten? Welche der Defusion-Techniken gefiel dir am besten? Im Folgenden kommen die versprochenen Techniken für innere Bilder.

Defusions-Techniken II (Bilder)

Ziel: Abstand von negativen inneren Bildern gewinnen.

Technik

1. **Bildschirm:** Rufe ein negatives inneres Bild in Erinnerung. Vielleicht das letzte Mal, als du einen dicken Streit mit deinem Partner hattest. Oder als dein Chef dich runtermachte. Spüre wie sich das anfühlt. Stelle dir nun einen Bildschirm in der anderen Ecke des Zimmers vor. Auf diesen Bildschirm projizierst du dieses Bild. Spiele nun mit dem Bild. Du kannst es umdrehen, in Zeitlupe laufen lassen oder in schwarz-weiß. Der Fantasie sind keine Grenzen gesetzt. Spüre nun, wie sich dein Gefühl zu diesem inneren Bild verändert.

2. **Lustige Untertitel oder Kommentare**: Du kannst dein inneres Bild oder inneren Filmen mit lustigen Kommentaren versehen. Zum Beispiel: „Der epische Streit. Ausstrahlung nächsten Freitag in der ARD." Wenn du dieser Geschichte bereits einen Namen gegeben hast, kannst du auch diesen verwenden. Versuche hierbei spielerisch und humorvoll zu sein. Spüre nach, wie du dich damit fühlst.

3. **Musik**: Du kannst deinen inneren Film mit Musik unterlegen. Schau, was am besten wirkt: Rock, Jazz, Hipp Hopp, oder klassische Musik. Sei auch hier spielerisch und experimentierfreudig.

4. Fantasie ohne Grenzen: Du bist Gott in deinem inneren Bild oder Film. D. h. du kannst alles machen. Du kannst dich riesengroß erscheinen lassen, und dein Chef winzig klein wie eine Ameise. Du kannst alles machen. Deiner Fantasie sind keine Grenzen gesetzt. Du kannst Dir beispielsweise vorstellen, dass der Chef dich runtermacht, und dann kommt die Mäuse Polizei und holt ihn ab. Natürlich ist dein Chef auch klein wie eine Maus. Das einzig Wichtige ist, dass dein inneres Bild entschärft wird.

Wie lange? Wie oft? Setze diese Techniken jederzeit ein, wenn du ein unangenehmes Bild oder inneren Film hast.

Tipps & Tricks:

- **Therapeut**: Die vorgestellten Techniken sind sehr wirkungsvoll. Sei allerdings bitte vorsichtig bei sehr traumatischen Erinnerungen, wie Vergewaltigung, Folter oder häuslicher Gewalt. Diese solltest du zusammen mit einem Therapeuten bearbeiten.
- **Kombination mehrere Techniken**: Du kannst die Techniken auch zusammen anwenden. Wenn du also ein negatives Bild in deinem Kopf hast, wende zuerst die Erste dann die Zweite, dritte und vierte Technik an. Oder du suchst dir eine oder zwei Techniken heraus, die dir besonders gut gefallen.
- **Vorbeugung bei hartnäckigen Bildern**:

Ist das innere Bild noch immer unangenehm oder furchterregende für dich, so empfehle ich, täglich für eine Woche 5 Minuten lang die oben genannten Techniken auf das Bild anzuwenden. D. h., nicht wenn das Bild auftauchten, nein, du nimmst dir extra täglich 5 Minuten Zeit, um das Bild zu entschärfen. Du arbeitest also vorbeugend mit den inneren Bildern.

Expansion

Ziel: Frieden mit unangenehmen Gefühlen schließen

Technik

1. **Beobachten**: Beobachte ohne zu urteilen deine körperlichen Sensationen. Steigt ein unangenehmes Gefühl, wie zum Beispiel Angst auf, so richte deine Aufmerksamkeit auf diese körperlichen Empfindungen. Sei dabei neugierig wie ein Wissenschaftler. Untersuche deine Körperempfindungen. Fühlt es sich warm oder kühl an? Wo genau endet die Körperempfindung? Welche Farbe hat sie? Spiele damit herum. Wichtig ist, dass du deine Aufmerksamkeit auf deinen Körper und nicht auf deine Gedanken richtest.

2. **Atme**: Atme langsam und bewusst in das Gefühl hinein und drum herum. So als ob du ihm mehr Raum geben möchtest. Eine langsame, tiefe Bauchatmung ist immer beruhigend. Es kann sein, dass dein Gefühl dadurch nicht verschwindet, aber es ist ein ruhiger Anker im Auge des Sturms.

3. **Erlauben**: Erlaube dem Gefühl, da zu sein, gebe ihm Raum. Richte deine Aufmerksamkeit auf die körperlichen Sensationen. Das Gefühl mag unangenehm sein, aber du lässt es da sein. Du kämpfst nicht gegen dieses Gefühl an. Du akzeptierst es. Dies kann ein paar Sekunden dauern oder ein paar Minuten. Dein Ziel ist nicht,

das Gefühl wegzubekommen, sondern Frieden mit ihm zu schließen.

Wie lange? Wie oft? Jedes Mal, wenn unangenehme Gefühle auftauchen, kannst du diese Übung durchführen.

Tipps & Tricks:

- **Bekämpfen bringt nichts**: Unangenehme Gefühle möchte keiner haben. Wir möchten Sie möglichst schnell wegkriegen. Leider funktioniert das nicht. Je mehr wir gegen diese Gefühle, wie Angst oder Wut, ankämpfen, desto stärker werden sie. Deswegen ist der einzige Weg, Frieden mit ihnen zu schließen.
- **Der Schlüssel ist, Gefühle da sein zu lassen**: Ziel dieser Übung ist also nicht, unangenehme Emotionen zu bekämpfen und zu vernichten, sondern sie da sein zu lassen. Indem wir Frieden mit ihnen schließen, verschwinden sie von ganz allein.
- **Dieb im leeren Haus**. Es gibt eine buddhistische Metapher: Das negative Gefühl ist wie ein Dieb in einem leeren Haus. Der Dieb kommt in das Haus, wir hindern ihn nicht daran. Wir lassen ihn einfach da sein. Der Dieb sieht, dass nichts Wertvolles in diesem Haus ist

und geht einfach wieder.

Happiness-Tapping

Ziel: Abbau negativer Gefühle und Gedanken, Heilung

Technik

1. Ziel (Aiming): Aiming ist ein wichtiger Schritt. Frage dich: „Woher weiß ich, dass ich Angst habe? Ist es ein inneres Bild, Geräusch oder Gefühl?"

Bemerke, woran du es erkennst und wie du es in deinem Körper spürst.

Beispiel: Angenommen du sorgst dich bezüglich deiner Arbeitsleistung. Frage dich: „Woher weiß ich, dass ich mir Sorgen mache?“ Es kann sein, dass du physische Symptome hast: Dein Herz schlägt etwas schneller oder du hast einen Knoten im Magen. Oder es entstehen Gefühle wie Ärger oder Irritation. Gleichzeitig entsteht ein inneres Bild von deinem Arbeitsplatz, wie dein Chef dich kritisiert. Das ist die Repräsentation deines Gefühls. „Je stärker du es fühlst, desto schneller wird es gehen“. Sage dir, dass du es das letzte Mal fühlst.

2. Ordne dem Problem eine Zahl auf der SUD-Skala (Subjective Units of Distress) zu. Dies ist eine Skala von 0 (= keine Belastung) bis (10 = maximale Belastung, bspw. Panik). Diese Einschätzung ist völlig subjektiv. Der Angst, die du hast, ordnest du eine Vier zu. Jemand anders würde die gleiche Angst mit der Zahl 6 beziffern. Hier geht es vor allem darum, dass du den Erfolg der Technik verfolgen kannst.

3. Einstimmung für dein Unterbewusstsein: Nun geht's los. Dein Unterbewusstsein wird mit einem Bild auf den Heilungsprozess vorbereitet: „Stelle dir vor, wir nehmen die Wurzeln eines Baumes weg. Was würde automatisch geschehen? Das ist richtig, er würde umfallen und sterben.“

Alternativ kannst du auch ein anderes Bild benutzen: "Stell dir vor, du hältst ein Bündel Heliumballons in deiner Hand. Was würde automatisch geschehen, wenn du deine Faust öffnest? Genau, sie würden davonfliegen."

Wähle eins der beiden Bilder aus und benutze sie vor jeder Heilbehandlung. Du stellst dir einfach dasjenige Bild möglichst lebendig vor.

4. Klopfe die Meridianpunkte und sage dabei: "Ich lasse los, ich lasse los, ich lasse los". Dabei richtest du deine Aufmerksamkeit auf die einzelnen Meridianpunkte.

Du klopfst am besten mit Zeige- und Mittelfinger etwa 10 Mal die einzelnen Punkte. Du kannst ruhig ordentlich klopfen. Es soll nicht wehtun, aber spürbar sein. In der folgenden Abbildung sind die Meridianpunkte rot gekennzeichnet.

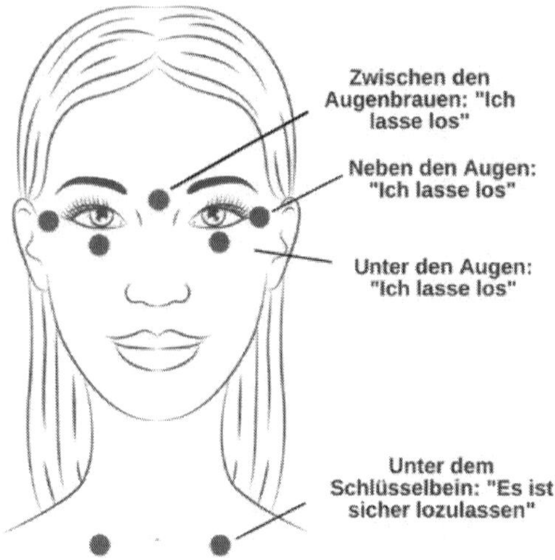

Quelle: www.freepik.com/free-vector/ hand-drawn-woman-face_772692.htm'>Designed by Freepik

Die einzelnen Meridianpunkte sind einfach zu finden.

Zwischen den Augenbrauen: Dieser Punkt ist der Blase zugeordnet. Er liegt in der Mitte zwischen den Augenbrauen.

Neben den Augen (Gallenblase): Diese beiden Punkte liegen auf den Knochen direkt neben den Augen.

Unter den Augen (Magen): Diese beiden Punkte sind direkt unter den Augen, in der Mitte auf dem Augenknochen.

Schlüsselbeinpunkt (Niere): Gehe von der Halskuhle zum Schlüsselbein. Es ist egal, welches. Am Anfang ist direkt unter dem Schlüsselbein eine kleine Kuhle. Dort klopfst du. Die Niere ist in der chinesischen Lehre mit Angst verbunden. Wenn du also Angst hast, hast du oft ein Ungleichgewicht in der Nierenenergie.

Tipp: Du brauchst immer nur eine Seite klopfen – das reicht aus. Also nicht beide Punkte neben deinen Augen, sondern nur den rechten oder linken. Das kannst du ganz frei entscheiden.

5. Spanne deinen Anus an, während du die Meridianpunkte klopfst: In diesem Schritt wird ein Element aus dem Kundalini-Yoga hinzugefügt, und zwar den Anus anspannen. Dadurch wird Energie erzeugt, die die Wirbelsäule hochgeht.

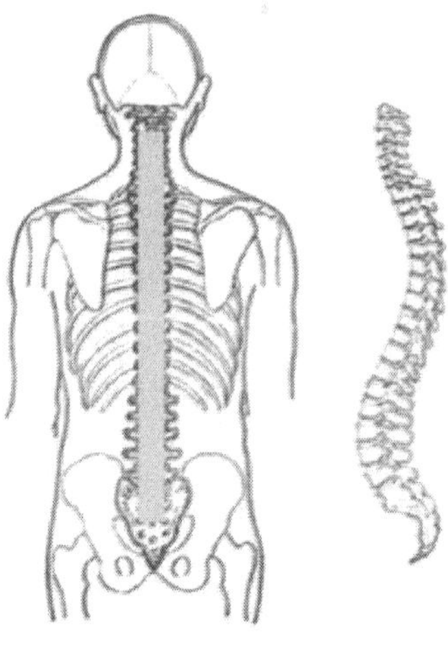

Den Anus anzuspannen ist ein Turbo. Dadurch wird das Klopfen der Meridianpunkte verstärkt. Die Technik wirkt also stärker.

Spanne also deinen Anus fest an. Achte darauf, dass deine Wirbelsäule gerade ist. Dies mag ungewohnt sein, aber es ist eine Technik, die in den verschiedensten Yoga-Disziplinen angewendet wird.

6. Nachdem du die Meridianpunkte geklopft hast, **massiere dein rechtes oder linkes Ohrläppchen:** Sage dabei: „Es ist sicher loszulassen!". Atme tief aus und sage: „Frieden".

Wusstest du, dass deine Ohren ein Spiegelbild deines Körpers sind? Alle Organe, dein Gehirn, deine Wirbelsäule usw., befinden sich auf deinen Ohren. Tatsächlich kennt die Traditionelle chinesische Medizin mehr als hundert Akupunkturpunkte an jedem Ohr. Deshalb hat die Ohrmassage nicht nur eine entspannende Wirkung, sondern aktiviert auch deine Vitalität, regt die Durchblutung an, fördert die Konzentration, stimuliert die Selbstheilung an und wirkt sich positiv auf alle Organe und Körperteile aus. In einer Minute hast du deinen ganzen Körper vitalisiert. Das nenne ich Effizienz.

O. K., los geht's: Massiere ein oder beide Ohren etwa 30 Sekunden bis eine Minute lang. Dabei fange mit den Ohrläppchen an. Nimm sie zwischen Daumen und Zeigefinger. Massiere und knete dann deine beiden Ohrmuscheln vom Ohrläppchen an langsam und kräftig nach oben. Die obere Seite deiner Ohrmuscheln massierst du, indem du sie zwischen Daumen- und Zeige- bzw. Mittelfingerkuppen nimmst. Massiere dann mit deinen Zeigefingerkuppen die Zentren der Ohrmuscheln, nahe der Gehörgänge.

Zum Schluss falte die Ohren in der Mitte zusammen, dann ziehe die Ohrläppchen nach unten und drehe die Ohren schließlich vor und zurück.

6. Stelle dir nun eine glückliche Erinnerung vor. Vielleicht stellst du dir vor, wie du das letzte Mal verliebt warst. Male dir die Situation aus, sodass du dich wirklich gut fühlst. Du kannst dich auch an deinen letzten Urlaub erinnern. Hauptsache du fühlst dich gut dabei.

7. Überprüfe nun mithilfe der SUD-Skala wie es dir geht. Wiederhole so lange die Punkte **4 bis 6**, bis du den Wert null auf der SUD-Skala erreicht hast.

Wie lange? Wie oft? Immer wenn Ängste auftreten, kannst du diese Technik anwenden. Du kannst ferner Ängste prophylaktisch abbauen.

Tipps & Tricks

- **Null auf der SUD-Skala**: Achte darauf, dass du tatsächlich klopfst, bis die Belastung auf null gesunken ist.

- **Ohrmassage**: Die genaue Abfolge ist nicht so wichtig. Hauptsache ist, dass du etwa 30 Sekunden lang dein Ohr reibst und massierst.
- **Fange mit nicht so intensiven Gefühlen an**. Es ist ratsam, dass du erst Sicherheit mit dieser Methode gewinnst, bevor du dich an starke Ängste oder Panik wagst. Fange mit Sorgen oder leichteren Ängsten an. Es wird dir Motivation und Sicherheit geben, wenn du erfolgreich diese Gefühle abbaust.
- Während der Behandlung können sich die Symptome und Bilder verändern. Behandle dann die neuen. Angenommen du hast Flugangst. Sie äußert sich durch beschleunigten Herzschlag. Nach ein paar Runden Happiness-Tapping ist dieses Symptom verschwunden, dafür spürst du einen leichten Schmerz in der Nierengegend. Behandle diesen dann.
- **Friedenliste**: Du kannst eine Liste mit allen Ereignissen und Themen machen, die unangenehme Gefühle erzeugen. Diese Liste arbeitest du dann Tag für Tag ab. Das heißt, du nimmst dir jeden Abend ein Thema auf der Liste vor und bearbeitest es mit Happiness-Tapping. So wirst du Schritt für Schritt mehr Frieden in deinem Leben erfahren.

HEAL (lange Version)

Ziel: Vergebung

Technik:

1. **Unversöhnlichkeit**: Denken Sie an eine Unversöhnlichkeit in Ihrem Leben.

2. **Herz-Fokus**: Machen Sie die Herz-Fokus-Technik für 3 - 5 Minuten. Richten Sie Ihre Aufmerksamkeit auf Ihre Herzgegend. Atmen Sie dabei langsam in Ihren Bauch ein und aus.

3. **H-Aussage**: Überlegen Sie, was Sie sich von der verletzenden Situation gewünscht hätten. Machen Sie eine H-Aussage, die Ihre Hoffnungen widerspiegelt. Die Aussage ist persönlich, spezifisch und positiv. Marias Beispiel: „Ich wünschte mir eine liebevolle und schöne Beziehung mit Tim."

4. **H-Aussage im Herzen**: Halten Sie in Ihrem Herzen Ihre H-Aussage: „Ich wünschte ..."

5. **E-Aussage**: Erziehen Sie sich nun selbst: Ihre Wünsche werden in der Realität nicht immer erfüllt. Machen Sie Ihre E-Aussage. Verstehen und akzeptieren Sie mit Ihrem Herzen, dass Ihre Wünsche nicht immer erfüllt werden. Marias Beispiel: " Allerdings verstehe und akzeptiere ich, dass Menschen manchmal betrügen."

6. **Affirmation**: Affirmieren Sie Ihre positive Intention. Ihr positives langfristiges Ziel. Ihre Affirmation ist die A-Aussage. Marias Beispiel: "Meine positive Intention ist, dass ich eine wunderschöne, liebevolle Beziehung habe, die so wundervoll bis an mein Ende bleibt."

7. **A-Aussage im Herzen**: Halten Sie entschlossen Ihre A-Aussage in den warmen Gefühlen Ihres Herzens. Wiederholen Sie Ihre positive Intention einige Male.

8. **L-Aussage**: Machen Sie eine L Aussage: „Ich verpflichte mich langfristig, meiner positiven Intention zu folgen und die HEAL-Methode zu praktizieren."

9. **Bauchatmung zum Abschluss**: Atmen Sie langsam und tief für 30 Sekunden bis zu 1 Minute in Ihren Bauch ein und aus.

Wie oft? Wie lange? 15 – 20 Minuten täglich für drei Wochen.

Vertiefende Hinweise:

Übung macht den Meister: HEAL sieht auf den ersten Blick kompliziert aus, ist es aber nicht. Mit etwas Übung wird es Ihnen leicht fallen. Probieren Sie es aus. Sie werden sehen, dass diese Methode sehr wirkungsvoll ist. Sie wurde an tausenden von Menschen wissenschaftlich getestet.

HEAL-Methode (kurze Version)

Ziele: Vergebung

Technik:

1. **Bauchatmung**: Atmen Sie achtsam zweimal in Ihren Bauch ein und aus.

2. **Erinnerung**: Bei Ihrem dritten Einatmen stellen Sie sich jemanden vor, den Sie lieben oder eine schöne Naturszene, welche Sie mit Ehrfurcht und Frieden erfüllt. Stellen Sie sich darüber hinaus vor, dass Ihre positiven Gefühle in Ihrer Herzgegend zentriert sind. Fahren Sie fort, langsam ein und aus Ihrem Bauch zu atmen.

3. **H-Aussage**: Überlegen Sie, was Sie sich in der verletzenden Situation gewünscht hätten. Machen Sie eine H-Aussage.

4. **E-Aussage**: Erziehen Sie sich, indem Sie sich klarmachen, dass in der Realität Wünsche nicht immer erfüllt werden.

5. **Affirmation**: Affirmieren Sie Ihre positive Intention.

6. **L-Aussage**: Machen Sie Ihre L-Aussage, Ihrer positiven Intention zu folgen und die HEAL-Methode zu praktizieren.

Wie oft? Wie lange? Die kurze Version wenden

Sie jedes Mal an, wenn Sie sich verletzt fühlen oder Ihre Unversöhnlichkeit auftaucht. Machen Sie dies für drei Wochen.

Vertiefende Hinweise: *Wenden Sie beide HEAL-Versionen simultan an:* Sie ergänzen sich hervorragend.

Nun haben Sie die HEAL-Methode in beiden Varianten kennengelernt. Sie ist wirkungsvoll trotz aller Einfachheit. Die HEAL-Methode wurde sogar bei schwersten Unversöhnlichkeiten angewendet. Der Wissenschaftler *Fred Luskin* hat Familien mit dieser Methode geheilt, die Familienmitglieder verloren hatten. Ein Kind zu verlieren ist mit einer der schwersten Situation. Dem Täter zu vergeben, ist unfassbar schwierig. Dass seine HEAL-Methode sogar bei solch schweren Fällen wirkt, ist bemerkenswert.

Herz-Fokus

Ziel: Entspannung, Training positiver, friedlicher Gefühle

Technik:

7. **Sitzhaltung**: Nehmen Sie eine angenehme Position ein, in der Sie 10 bis 15 Minuten bleiben können. Am besten sitzen Sie. Das fördert Ihre Aufmerksamkeit und Wachheit.

8. **Bauchatmung**: Richten Sie Ihre Aufmerksamkeit auf Ihren Atem, wie er ein- und ausfließt. Wenn Sie einatmen, erlauben Sie der Luft, sanft Ihren Bauch herauszudrücken. Beim Ausatmen entspannen Sie bewusst Ihren Bauch, sodass er sich weich anfühlt. Machen Sie dies für etwa fünf Minuten.

9. **Erinnerung**: Erinnern Sie sich an eine Erfahrung mit einer anderen Person, bei der Sie ein starkes Gefühl der Liebe empfanden oder Sie stellen sich eine Landschaft vor, die Sie mit Staunen und Ruhe erfüllt. Bitte nehmen Sie für diese Übung keine Person, der Sie verzeihen möchten.

10. **Intensivierung der Erinnerung**: Ver-

suchen Sie, diese Erinnerung lebendig werden zu lassen. Sie können dies unterstützen, indem Sie sich fragen, was genau Sie gesehen, gehört, gefühlt und gerochen haben. Versetzen Sie sich, soweit es geht, in diese Erinnerung hinein und erleben Sie die friedvollen und liebenden Gefühle. Sie können dies verstärken, indem Sie das innere Bild heller machen, die Farben kräftiger und größer. Häufig wird es als angenehm empfunden, diese guten Gefühle in der Herzgegend zu spüren.

11. **Schwelgen im Frieden**: Halten Sie diese friedvollen Gefühle so lange es geht. Setzen Sie sich dabei nicht unter Druck. Falls Ihre Aufmerksamkeit wandert, richten Sie sie auf das sanfte Heben und Senken Ihres Bauchs. Dann kehren sie zu Schritt drei zurück.

12. **Ende**: Nach 10 - 15 Minuten öffnen Sie langsam Ihre Augen. Recken und strecken Sie sich und kehren zu Ihren Alltagsaktivitäten zurück.

Wie oft? Wie lange? Die Herz-Fokus-Technik sollten Sie mindestens dreimal pro Woche praktizieren. Machen Sie dies für drei Wochen. Der Maßstab ist, wie es mit Ihrer Vergebung aussieht. Wenn Sie den Eindruck haben, nach zwei

Wochen ist die Unversöhnlichkeit schon aufgelöst, dann hören Sie auf.

Vertiefende Hinweise:

- **Warum machen wir den Herz-Fokus?** Wir entspannen uns beim Herz-Fokus. Gleichzeitig schwelgen wir in wohltuenden Gefühlen. Wir trainieren, uns von Gedanken nicht vereinnahmen zu lassen. Während wir Herz-Fokus praktizieren, tauchen Gedanken und Geschichten auf, aber wir kehren einfach zum Atem zurück. Dadurch schaffen wir Abstand zu unseren Gedanken. Dies ist eine wichtige Fähigkeit, wenn wir vergeben möchten. Wenn wieder die alte Geschichte über unsere Verletzung auftaucht, so haben wir nun gelernt, uns davon nicht vereinnahmen zu lassen.
- **Nehmen Sie sich feste Tage vor**: beispielsweise sonntags, mittwochs und freitags.
- **Praktizieren Sie zu festen Zeiten**: Das hilft, eine Gewohnheit zu entwickeln. Ich bin ein Freund von Morgenroutinen. Das ist sehr praktisch, wir stehen auf und machen die Herz-Fokus-Technik. Nach dem Aufstehen ist unser kritischer Geist noch nicht so aktiv,

wir denken noch nicht so viel nach, ob wir den Herz-Fokus machen sollen oder nicht. Vielleicht erinnern Sie sich: Entscheidungsprozesse rauben uns Willenskraft. Es ist ein guter Start in den Tag.

- **Herz-Fokus statt Meditation**: Der Herz-Fokus ist eine Art von Meditation. Deswegen brauchen Sie an diesen Tagen nicht zu meditieren.

Die Löschtaste

Ziel: Gedankenstopp und Entspannung

Technik:

5. Stelle dir auf der Mitte deiner Brust oder in deiner Handfläche eine Taste vor, die das Denken einfach abschaltet.
6. Atme nun dreimal tief in deinen Bauch ein und aus. Zähle die Atemzüge und stelle dir dabei je eine andere Farbe vor.
7. Drücke jetzt auf die Taste und stelle dir vor, dass sich dein Geist völlig leert. Mache dabei mit einer Hand eine Bewegung, so als ob du tatsächlich auf eine Taste drücken würdest.
8. Richte deine Aufmerksamkeit auf die nächsten beiden Atemzüge und bringe deine Aufmerksamkeit in den gegenwärtigen Moment zurück.

Wie oft? Wie lange? Führe diese Übung jedes Mal aus, wenn negative Gedanken oder Gefühle aufsteigen.

Tipps & Tricks:

- **Babygefühle**: Versuchen Sie die negativen Gedanken oder Gefühle möglichst am Anfang ihres Entstehens zu bemerken. Je kleiner die Gedanken und Gefühle sind, desto leichter können wir sie bekämpfen.

- **Gedankenstopp-Turbo**: Gegenüber der

klassischen Gedankenstopp-Übung ist diese verbesserte Version wesentlich wirkungsvoller. Bei der klassischen Gedankenstoppübung denkt man einfach das Wort „Stopp“. Bei der „Löschtaste“ achten wir auf unseren Atem, stellen uns Farben vor und visualisieren eine Löschtaste. Zusätzlich führen wir eine kleine Bewegung aus: Wir drücken tatsächlich die Löschtaste. Dies alles zusammengenommen macht die enorme Wirkung aus.

PERT: Positive-Emotions-Refokussierungs-Technik

Ziel: Stopp von Gedanken über die damalige Verletzung

Technik:

5. **Sanfte Bauchatmung**: Richten Sie Ihre Aufmerksamkeit auf Ihren Bauch. Atmen Sie langsam in Ihren Bauch, sodass er sich sanft ausdehnt. Beim Ausatmen entspannen Sie bewusst Ihren Bauch, sodass er sich weich anfühlt. Atmen Sie in dieser Weise insgesamt zweimal.

6. **Vorstellung**: Bei Ihrem dritten Atemzug stellen Sie sich eine Person, die Sie lieben, oder eine schöne Landschaft vor: einen Wald oder das Meer. Etwas, was Sie mit Ehrfurcht und Staunen erfüllt. Häufig haben Leute eine stärkere Reaktion, wenn sie sich vorstellen, dass ihre positiven Gefühle sich in ihrer Herzgegend befinden.

7. **Sanfte Bauchatmung**: Fahren Sie währenddessen mit der sanften Bauchatmung fort.

8. **Fragen Sie um Rat**: Fragen Sie den Teil in

sich, der entspannt und friedvoll ist, was Sie tun können, um Ihre Probleme aufzulösen.

Wie oft? Wie lange? Jedes Mal, wenn Gedanken über die Verletzung auftauchen.

Vertiefende Hinweise:

- **Baby-Gefühle**: Am besten ist es, wenn die Unversöhnlichkeits-Gefühle noch Babygefühle sind. Dies sind Gefühle, die gerade erst entstehend. Sie sind dann noch nicht so intensiv und es ist leichter, sie zu beschwichtigen. Aber natürlich gelingt das nicht immer. PERT wirkt auch bei Gefühlen, die ausgewachsen sind.
- **Geduld schadet nicht**: Der Prozess der Vergebung dauert. Bitte haben Sie Geduld. Seien Sie versöhnlich mit sich selbst. Falls Sie die Technik vergessen oder vielleicht kein Frieden entsteht, seien Sie sanft mit sich. Rückschläge passieren. PERT benötigt etwas Training. Je öfter Sie PERT machen, desto leichter wird es Ihnen fallen und desto stärker wird es wirken.

Positiver Tages-rüatemckblick

Ziel: Training des Genießens

Technik: Beim positiven Tagesrückblick geht es darum, drei Ereignisse zu finden und diese niederzuschreiben. Du kannst die Erfahrungen vertiefen, indem du jeweils "warum?" fragst. Beim positiven Tagesrückblick gibt es drei alternative Varianten, und zwar „Angenehme Erfahrungen“, "Einsatz deiner Stärken" und "Sinnhafte Erfahrungen". Wähle eine dieser Varianten aus:

1. Variante: Angenehme Erfahrungen: Frage dich: "Was war heute angenehm?" Oder frage dich: "Was war heute schön?". Finde drei angenehme Erfahrungen. Natürlich kannst du jederzeit mehr schreiben, aber drei Dinge reichen aus. Du kannst die Erfahrung vertiefen, indem du anschließend fragst: "Warum war das angenehm?" Dazu ein paar Beispiele.

Frage: „Was war heute schön?“ Antwort: „Ich habe heute Morgen mit meinem kleinen Sohn gespielt.“ Frage: „Warum?" Antwort: "Es war so süß, mit ihm zu knuddeln, er hat so gelacht und seine süßen Augen..."

Frage: "Was war heute angenehm?“ Antwort: „Ich bin heute Fahrrad gefahren. Das hat Spaß gemacht." Frage: "Warum?" Antwort: "Eigentlich wollte ich eine Fernsehserie schauen. Ich habe mich aber doch aufgerafft. Es war schön, weil es ein gutes Gefühl war, sich zu bewegen. Außerdem bin ich durch einen schönen Wald gefahren, das tat gut."

Die „Warum-Frage" vertieft das Erleben. Du kannst die Warum-Frage ganz frei beantworten – du kannst nichts falsch machen.

2. Variante: Einsatz Ihrer Stärken: Hierbei reflektierst du über drei Gelegenheiten am heutigen Tag, bei denen du deine Stärken eingesetzt hast. Frage dich: "Wo habe ich heute meine Stärken eingesetzt?". Du kannst dies vertiefen, indem Sie anschließend die Frage stellen: "Warum?" Dazu ein paar Beispiele.

„Wo habe ich heute meine Stärken eingesetzt?" Antwort: „Ich habe heute Morgen mit meinem kleinen Sohn gespielt." „Warum?" Antwort: „Ich bin ein liebevoller Vater und kann gut mit dem Kleinen spielen."

„Wo habe ich heute meine Stärken eingesetzt?" Antwort: „Ich bin heute Fahrrad gefahren. Das hat Spaß gemacht." Warum?" Antwort: „Ich bin diszipliniert und obwohl ich müde war, bin ich trotzdem Fahrrad gefahren."

3. Variante: Sinnhafte Erfahrungen: Am Ende des Tages notierst du drei sinnhafte Erfahrungen, die Sie heute hatten. Stellen Sie sich die Frage: "Was war heute sinnhaft?". Und dann: "Warum?" Dazu ein paar Beispiele:

Frage: „Was war heute sinnhaft?“ Antwort: „Ich habe heute Morgen mit meinem kleinen Sohn gespielt.“ Frage: „Warum?“ Antwort: „Mein Sohn gibt meinem Leben einen Sinn.“

Frage: „Was war heute sinnhaft?“ Antwort: „Heute war der Sonnenuntergang so schön.“ Frage: "Warum?“ Antwort: „Es war eine sinnhafte Erfahrung, weil es mir zeigte, wie schön die Welt ist und dass es mehr gibt als den Alltag."

Wie oft? Wie lange? Der positive Tagesrückblick wird täglich abends durchgeführt, und zwar schriftlich. Du kannst ihn so lange anwenden, wie es für dich stimmig ist.

Tipps & Tricks:

- **Mini-Gewohnheit**: Machen Sie den positiven Tagesrückblick als *Mini-Gewohnheit.* Sie können sich vornehmen, jeweils nur einen Satz zu schreiben. Oder Sie können sich vornehmen, drei Minuten daran zu arbeiten.
- **Was fällt Dir am leichtesten?** Die Glücksforschung verfolgt das Motto "Stärken stärken und Schwächen managen". Das bedeutet, dass du die Variante nehmen solltest, die dir am leichtesten

fällt. Mir persönlich gefällt die „Stärke-Variante“ des positiven Tagesrückblicks am besten. Am wenigsten kann ich mit der "Sinnhaftigkeits-Variante" anfangen. Was liegt dir am meisten? Du kannst jederzeit variieren. Das heißt, heute Abend machst du den „Stärke-Tagesrückblick“, morgen den „Angenehm-Tagesrückblick“.

- **Schriftlich**: Es hat sich gezeigt, dass es am besten ist, den Tagesrückblick schriftlich zu machen. Wenn du einfach nur darüber nachdenkst, dann kann es leicht passieren, dass deine Gedanken abschweifen: Plötzlich befindest du dich gedanklich bei der heutigen Arbeit, wo gehörig etwas schiefgegangen ist. Deswegen wirkt es stärker, wenn du ihn schriftlich machst.

Sedona-Methode

Ziel: negative Gedanken und Emotionen loslassen

Technik

Stelle dir folgende vier Fragen:

5. Könnte ich dieses Gefühl in diesem Moment akzeptieren?
6. Könnte ich dieses Gefühl jetzt loslassen, nur für diesen Moment?
7. Würde ich dieses Gefühl loslassen?
8. Wann?

Wie lange? Wie oft? Du kannst diese Technik jederzeit anwenden, wenn negative Gedanken oder Gefühle auftauchen. Es ist also eine Zwischendurch-Technik. Du kannst sie allerdings auch in einer stillen Minute als Prophylaxe anwenden.

Tipps & Tricks:

- **Von Herzen**: Beantworte jede Frage aus deinem Herzen. Denke nicht zu lange nach. Deine Antwort ist erstaunlicherweise gar nicht so wichtig. Du kannst nichts falsch machen.
- **Wiederholung**: Wiederhole die Fragen! Du kannst die Fragen so lange wiederholen, bis du das Gefühl tatsächlich losgelassen hast. Oft wirken die vier Fragen schon beim ersten Mal. Meine Erfahrung ist, dass ich oft die vier Fragen mehrmals

und je nach Intensität des Gefühls sogar oft wiederholen muss.

- **Es gibt keine falsche Antwort**: Du kannst die Fragen ganz frei beantworten. Ich möchte dich nicht beeinflussen, aber die erste Frage bejahe ich, während ich die zweite verneine. Die Dritte bejahe ich wieder und bei der Vierten ...siehe unten.
- **Laut oder lautlos**: Du kannst diese Technik in Gedanken machen oder auch laut. Laut wirkt es etwas besser.
- **Jetzt!** Die Standard-Antwort auf Frage vier „wann?“ ist „jetzt!“. Du kannst „jetzt" energisch sagen oder sogar richtig laut. Es soll dich selbst überzeugen.
- **Es wirkt sogar ohne Antwort**: Du musst übrigens die Frage nicht beantworten. Die Fragen wirken auch so. Wenn du aber Zeit hast, dann empfehle ich, sie zu beantworten.
- **Kurzform**: Du kannst die ganze Technik auch als Kurzform machen. Lass dann die erste Frage weg, und frage dich:

1. Könnte ich das Gefühl loslassen?
2. Würde ich?
3. Wann?

Man hat nicht immer genügend Zeit. Wenn dies der Fall ist oder auch schon sehr mit dem Prozess vertraut bist, kannst du diese Kurzform durchführen.

TheWork

Ziel: Negative Gedanken auflösen

Technik

1. Schritt: Der erste Schritt besteht darin, dass wir herausfinden, was unsere Glaubenssätze und negative Gedanken zu der jeweiligen Situation sind. Dazu gibt es ein Arbeitsblatt. In diesem Arbeitsblatt werden dir Fragen gestellt. Beantworte sie so, als ob sie kein Mensch jemals lesen würde. Es ist wichtig, dass du ungehemmt beurteilst. Das trägt zu der Effektivität dieser Methode bei. Übrigens ist es ebenfalls wichtig, dass du diese Fragen schriftlich beantwortest. Wenn wir das im Kopf machen, dann geht einfach zu viel verloren. Schriftlich dagegen sind wir wesentlich konzentrierter.

Arbeitsblatt

- Wer oder was ärgert dich, was macht dich traurig oder enttäuscht dich?
- Was ist es genau, was dir daran nicht gefallen hat oder immer noch nicht gefällt?
- Wie soll er / sie / es sich ändern? Was willst du von ihm / ihr?
- Was genau soll er / sie tun oder lassen, sein, denken oder fühlen?
- benötigst du etwas von ihm / ihr? Was

soll er / sie dir geben oder für dich tun, damit du glücklich bist?
- Was denkst du über ihn / sie? Mache eine Liste.

Sehen wir uns an, was Alex auf diese Fragen geantwortet hat:

- Wer oder was ärgert dich, was macht dich traurig oder enttäuscht dich? *Mich macht wütend, dass Anna überhaupt keine Grenzen kennt. Sie beleidigt mich, wo sie kann. Sie respektiert mich überhaupt nicht.*
- Was ist es genau, was dir daran nicht gefallen hat oder immer noch nicht gefällt? *Sie macht immer aus einer Mücke einen Elefanten. Das ist furchtbar. Sie fängt ständig an zu streiten.*
- Wie soll er / sie / es sich ändern? Was willst du von ihm / ihr? *Ich möchte, dass sie mir zuhört. Ich will, dass wir einen fairen und ruhigen Streit austragen. Sie sollte nicht laut werden, verdammt noch mal!*
- Was genau soll er / sie tun oder lassen, sein, denken oder fühlen? *Anna sollte erkennen, was ich für ein guter Freund bin. Sie sollte mich wertschätzen und mich nicht so blöd behandeln.*
- Benötigst du etwas von ihm / ihr? Was soll er / sie dir geben oder für dich tun, damit du glücklich bist? *Sie sollte mir*

zuhören. Sie sollte ruhig bleiben und auf das eingehen, was ich sage. Sie sollte nicht immer so schnell negativ denken.
- Was denkst du über ihn / sie? Mache eine Liste. *Sie hört nicht zu. Sie versucht mich ganz schlimm zu verletzen. Sie wird schnell laut. Sie wird furchtbar schnell wütend. Sie respektiert mich nicht. Ständig kritisiert sie an mir rum.*

Da kann schon was zusammenkommen, nicht?

2. Schritt: Im nächsten Schritt stellen wir zu jedem dieser Aussagen vier Fragen und machen eine Umkehrung. Das hört sich auf den ersten Blick nach viel Arbeit an. Ist es aber nicht. Häufig reicht es aus, zwei oder drei Aussagen intensiv zu bearbeiten. Der Rest ergibt sich von selbst.

Nehmen wir die Aussage, weil sie mehrmals vorkam: „Anna respektiert mich nicht!" Die erste Frage, die wir uns dazu stellen, lautet:

1. Ist das wahr? Dabei gehen wir in uns und antworten aus unserem Herzen. D. h. wir geben nicht eine schnelle Verstandesantwort, sondern wir lassen diese Frage auf uns wirken.

Alex antwortete: „Natürlich ist das wahr!" Jede Antwort ist richtig. Hier geht es nicht darum, zu zensieren oder die richtige Antwort zu finden.

2. Kannst du wirklich hundertprozentig wissen, dass es wahr ist? Du hast recht, es ist noch mal die gleiche Frage. Das liegt daran, dass wir dazu tendieren, die erste Frage zu schnell zu beantworten.

Die zweite Frage ließ Alex mehr auf sich wirken. Er meinte: „Nun, eigentlich kann ich es nicht wirklich wissen. Dazu müsste ich ja ihre Gedanken lesen können. Außerdem gibt es viele Situationen, in denen sie mich sehr respektvoll und gut behandelt. Abgesehen von unseren Streiten, ist sie sehr freundlich und zuvorkommend. Wenn sie mich nicht respektieren würde, wäre sie wahrscheinlich nicht mit mir zusammen. Ich kann also nicht wissen, dass sie mich nicht respektiert."

Als alternative Frage kannst du auch fragen: **Wo ist der Beweis?** Wenn du dir nicht sicher bist, überlege wenn zwölf Zeugen Annas Verhalten gesehen hätten, wären sie alle zu der Meinung gekommen, dass Anna Alex respektlos behandelt?

Bei den ersten beiden Fragen geht es darum, unsere negativen Gedanken etwas aufzuweichen. Eine Fusion entsteht, wenn wir unseren negativen Gedanken glauben. Indem wir fragen: "Ist dieser Gedanke wirklich wahr?" Bekunden wir Zweifel an der Wahrheit. Vielleicht ist dieser Gedanke ja gar nicht wahr. Nur unter uns: Die meisten negativen Gedanken sind nicht wahr. Wenn du TheWork öfters machst, wirst du höchstwahrscheinlich ebenfalls zu dieser Folgerung kommen.

3. Wie reagiere ich auf diesen Gedanken? Was fühlen und wie handeln wir, wenn wir diesen Gedanken denken?

Bezogen auf unser Beispiel: „Wie reagiert Alex auf den Gedanken, dass Anna ihn nicht respektiert?" Damit sind Gefühle und Handlungen gemeint. Alex ärgert sich, wenn er denkt, dass Anna ihn respektlos behandelt. Dann wird er schnell laut und aus seiner Verletzung heraus, versucht er Anna ebenfalls zu verletzen. Das ist seine Reaktion auf diesen Gedanken.

4. Was wäre ich ohne diesen Gedanken? Ich bin ein großer Fan der Harry Potter Filme. Kennen Sie die Szene, in der *Dumbledore* mit seinem Zauberstab einen Gedanken aus seinem Kopf zieht? Genauso ist es hier: Stell dir vor, du könntest diesen Gedanken nicht denken. Was wäre dann?

Alex antwortet so: „Ich wäre dann nicht ärgerlich. Ich wäre im Hier und Jetzt. Ich könnte die Situation klarer sehen und würde sehen, dass Anna nur verletzt ist. Ich würde erkennen, wie oft ich Anna zuvor verletzt habe."

Alex erkannte, dass gar nicht Annas Handlungen ihn ärgerten, sondern seine negativen Gedanken dazu. Dies ist eine wunderbare Erkenntnis. Nicht das was passiert, lässt uns schlecht fühlen, sondern unsere Einstellungen und Gedanken dazu.

Die Umkehrung

Mithilfe der ersten beiden Fragen können wir erkennen, dass unsere negativen Gedanken nicht wahr sind. Frage drei und vier führen uns zu der Erkenntnis, dass nicht die Situation, sondern unsere negativen Gedanken dazu, uns schlecht fühlen lassen. Die Umkehrung setzt noch einen darauf: Unsere negativen Gedanken werden hier umgekehrt. Wir erkennen, dass das Gegenteil unserer negativen Gedanken wahr ist. Schauen wir uns das anhand des Beispiels von Alex an. Es gibt mehrere Möglichkeiten der Umkehrung:

1. Ist das Gegenteil wahrer?

Das Gegenteil ist: "Anna respektiert mich!“ Stimmt das? Ja! Es gibt viele Situationen, in denen Anna sehr liebevoll und positiv mit Alex umgeht. Sie respektiert ihn. Dass sie im Falle des Streits ärgerlich auf ihn ist und sogar laut wird, heißt nicht, dass sie ihn nicht respektiert.

2. Sich selbst einsetzen:

Anstatt zu sagen „Anna respektiert mich nicht!“ Lautet die Umkehrung: „Ich respektiere mich nicht!“ Bei der Umkehrung frage dich immer, ob sie wahrer ist als die ursprüngliche Aussage. Tatsächlich respektiert sich Alex nicht. Warum? Weil er negative Gedanken hat, die ihm selbst schaden. Manchmal muss man bei der Umkehrung kreativ sein und im übertragenen Sinne denken. Allerdings macht nicht jede Umkehrung Sinn. Es kann auch sein, dass eine Umkehrung sich einfach nicht gut anfühlt.

3. Mein Denken einsetzen:

Hier lautet die Umkehrung: „Mein Denken respektiert mich nicht!" In diesem Fall ist das ähnlich wie die vorhergehende Umkehrung. Ist diese Umkehrung wahrer als die ursprüngliche Aussage? Ja! Annas Verhalten gegenüber Alex wird nur respektlos durch die Interpretation von Alex. Nur durch den Gedanken: „Anna behandelt mich respektlos!" entsteht erst die Respektlosigkeit. Alex könnte beispielsweise auch denken: „Ich habe Anna verletzt. Sie verteidigt sich. Das tut mir leid." Die Gedanken lassen die Respektlosigkeit entstehen. Also ist diese Umkehrung wahrer.

4. Vertauschung:

Die Umkehrung lautet: „Alex respektiert Anna nicht!" Ist das wahrer als die ursprüngliche Aussage? Ja! Alex behandelt Anna ebenfalls nicht respektvoll. Er ist laut zu ihr, wütend und unversöhnlich.

Man muss nicht immer alle vier Umkehrungen durchführen. Es reicht, wenn wir eine finden, die uns wahrer erscheint, als die ursprüngliche Aussage. Die Umkehrung sollte uns berühren und uns klarmachen, wie einseitig wir die Situation beurteilt haben. Sie sollte einen Aha-Effekt auslösen.

Wie oft? Wie lange? TheWork ist eine Methode, die wir eher nicht akut anwenden. Wenn du allerdings sehr viel Erfahrung damit hast, ist auch die akute Anwendung möglich. Ansonsten solltest du für mindestens 1 - 3 Wochen TheWork täglich anwenden. Danach immer, wenn das negative Gefühl auftritt. Solange, bis du von dem intensiven negativen Gefühl befreit bist.

Tipps & Tricks

- **Schriftlich**: TheWork ist wirklich eine tolle Methode. Sie führt zu innerem Frieden. Du solltest sie regelmäßig anwenden und wichtig: Es muss schriftlich sein!
- **Fragen frisch beantworten**: Die Fragen sollten nicht mechanisch beantwortet werden. Ich weiß aus eigener Erfahrung: Wenn man mehr Erfahrungen mit TheWork hat, tendiert man dazu, die Fragen schnell zu beantworten, da ich die Antworten bereits weiß. Ich weiß meistens, dass der negative Gedanke nicht wahr ist. Und ich weiß, dass der negative Gedanke mich zu den negativen Gefühlen bringt. Trotzdem sollten wir immer frisch, als ob es das erste Mal wäre, die Fragen beantworten.

- **In wessen Macht steht das?** Stelle diese Frage als fünfte Frage! Sie ist sehr wirkungsvoll. Sie gehört zwar nicht zu der ursprünglichen TheWork, ist aber eine sinnvolle Ergänzung. Im nachfolgenden Beispiel wird beschrieben, wie du mit dieser Frage umgehst.
- **Drei Beispiele bei der Umkehrung**: Bei der Umkehrung kannst du zusätzlich drei Beispiele finden, die die jeweilige Umkehrung stützen. Dies erhöht den Effekt der Umkehrung. Eine Umkehrung von Alex lautet: „Ich respektiere Anna nicht!" Dazu suchte Alex drei Beispiele. Die fand er schnell: "Ich war laut zu ihr. Ich habe sie beleidigt und beschimpft." Wenn du drei Beispiele findest, so kannst du dir sicher sein, dass die Umkehrung wahrer ist, als der ursprüngliche negative Gedanke.
- **Tipp**: Frage dich, wenn du TheWork machst, wie wahrscheinlich das unangenehme Ereignis eintritt, wovor du Angst hast.

Treibe Sport

Erstaunlich, oder? Und es ist gar nicht so viel Sport! Dreimal die Woche 40 Minuten Radfahren oder Joggen reichen völlig aus. Probiere es aus!

Visualisierung des idealen Tags

Ziel: Motivation aufbauen und erinnern

Technik: Sie stellen sich vor, wie Sie Ihre Techniken, die Sie sich für diesen Tag vorgenommen haben, mit Freude machen.

Wie lange? Wie oft? Täglich morgens für 2 – 3 Minuten.

Vertiefende Hinweise:

- **Visualisieren Sie Verknüpfungen**: Zum Beispiel: Sie haben sich vorgenommen, jeweils PERT zu praktizieren, nach 20 Minuten fernsehen, nach dem Sie auf dem Klo waren und bevor Sie etwas essen. Stellen Sie sich vor, wie Sie nach 20 Minuten fernsehen, sich aufrecht hinsetzen und PERT durchführen. Stellen Sie sich vor, wie Sie nach Ihrem Klogang und bevor Sie etwas essen, die Atmung machen.
- **Erfolgreich**: Stellen Sie sich vor, wie Sie Ihre Techniken mit Freude machen und erfolgreich sind.
- **Keine Grenzen**: Sie können auch andere Dinge visualisieren. Vielleicht haben Sie ein Gespräch mit Ihrem Chef,

was Sie stresst. Stellen Sie sich vor, wie dieses Gespräch optimal abläuft. Sie können sich vorstellen, was Sie tun, wenn Ihr Chef Sie kritisiert. Falls Sie einen Termin beim Zahnarzt haben, können Sie sich ausmalen, wie Sie gelassen mit der Situation umgehen. Es sind keine Grenzen gesetzt.

Waffe #1: Deute einen Angriff als Chance um

Wir sehen diesen Angriff als Gelegenheit, uns weiterzuentwickeln. Im Angesicht des Sturms bleiben wir gelassen. Wir lassen uns nicht unseren Frieden nehmen.

Wie machen wir das praktisch? Nehme den Satz

"Chance für Gelassenheit"

als Affirmation in dem Streit. Sage diese Affirmation immer wieder vor dich hin, bis du tatsächlich gelassener geworden bist. Wenn dies der Fall ist, kannst du den Streit in konstruktive Bahnen lenken. Vielleicht kannst du sagen: „Ich mag es nicht, wie du mich persönlich angreifst. Trotzdem möchte ich verstehen, was genau dir wichtig ist. Könntest du es noch einmal in einem ruhigen Ton sagen?“ Ich weiß, das ist schwierig. Man wird angegriffen und soll dann auch noch gelassen bleiben. Aber keiner hat gesagt, dass es einfach werden wird.

Waffe #2: Visualisierung deiner Mentoren

Ziel: Ärger und Wut abmildern

Technik

1. Kurze Pause: Wenn du deine Wut aufwallen spürst, bitte deine Mentoren um Hilfe. Lege dafür eine kleine Pause ein. Du kannst beispielsweise deinem „Gegner" mitteilen, dass du kurz auf die Toilette musst.

2. Visualisiere nun deine Mentoren. Stell dir vor, wie dich ihre Gelassenheit und Liebe erfüllt. Stell dir vor, welche Ratschläge sie die geben. Spüre wie deine Wut nachlässt und innerem Frieden weicht.

3. Danke deinen Mentoren. Kehre nun zur Unterhaltung zurück.

Wie oft? Wie lange? Jedes Mal, wenn du Wut aufwallen fühlst.

Tipps & Tricks:

- **Andere Situationen**: Du kannst deine Mentoren übrigens auch in anderen Situationen um Hilfe bitten. Wenn du Ängste hast, ein schwieriges Gespräch usw.
- **Spiele mit der Visualisierung herum**:

Du kannst die Mentoren vorstellen, wie sie über deinem Kopf schweben und wie sie helles Licht und Energie in dich hinein strahlen. Ein anderes Bild wäre, wenn du einen Mentor in der Mitte deines Brustkorbes visualisiert. Dort strahlt er helles Licht und Energie aus, die deinen ganzen Körper erfüllt. Schau welches Bild sich am besten für dich anfühlt.

Wechselatmung

Ziel: Entspannung

Technik:

10. **Setze dich mit geradem Rücken** auf einen Stuhl oder im Schneidersitz auf den Boden. Du kannst auch liegen. Achte dabei darauf, dass dein Kopf nicht erhöht ist.

11. **Tief ein- und ausatmen**: Atme tief und langsam ein. Atme aus und lasse alle Luft aus deiner Lunge entweichen. Bleibe dabei locker und entspannt.

12. **Linkes Nasenloch schließen**: Schließe sanft mit deinem Ringfinger dein linkes Nasenloch.

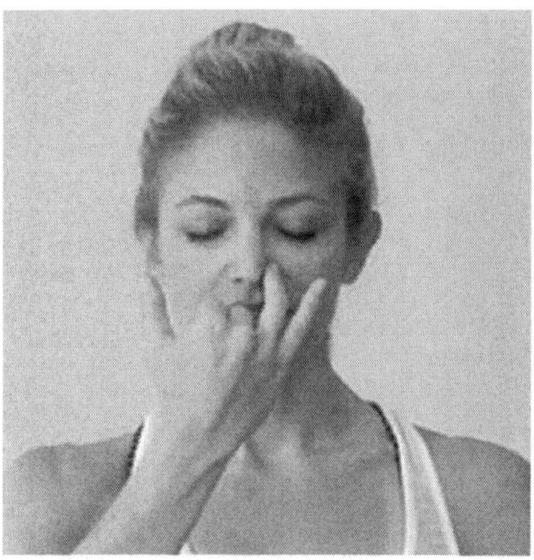

Quelle: http://www.sarvyoga.com/anulom-vilom-pranayama-steps-and-benefits/

13. **Rechts einatmen**: Atme durch dein rechtes Nasenloch ein.
14. **Rechts schließen**: Schließe sanft mit deinem Daumen dein rechtes Nasenloch.

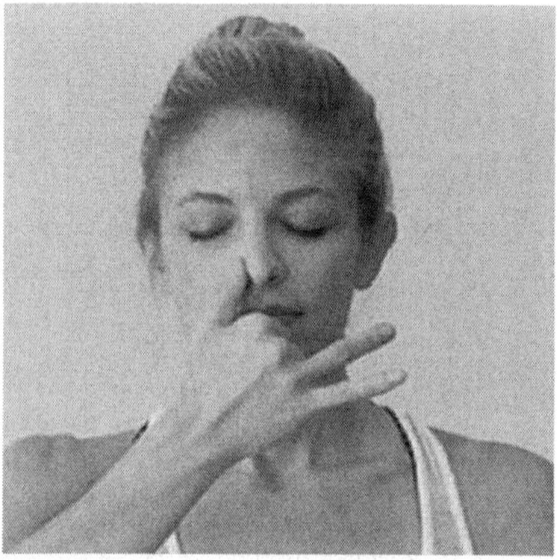

Quelle: http://www.sarvyoga.com/anulom-vilom-pranayama-steps-and-benefits/

15. **Links aus- und einatmen**: Atme durch dein linkes Nasenloch aus und ein.
16. **Links schließen**: Schließe nun sanft dein linkes Nasenloch.
17. **Rechts ausatmen**: Atme nun durch das rechte Nasenloch aus.
18. **10 x**: Usw. Mache so mindestens 10 Atemzüge.

Wie oft? Wie lange? Wende Sie diese Atmung jederzeit an, wenn du dich gestresst fühlst oder etwas mehr Entspannung benötigst.

Tipps & Tricks:

- **Wirkt gegen Ängste und Stress:** Die Wechselatmung wirkt hervorragend gegen Ängste und Stress, sie ist sehr entspannend. Probiere es aus. Du wirst sofort eine beruhigende Wirkung fests-tellen.
- **Bauchatmung**: Du solltest die ganze Zeit in den Bauch ein- und ausatmen.
- **Weniger als 10x**: Du musst nicht immer zehn Atemzüge machen. Weniger wirken auch.

ZU ENDE GELESEN? DU HAST EINE BELOHNUNG VERDIENT!

"Glück ist der Scharfsinn für Gelegenheiten und die Fähigkeit, sie zu nutzen." – Samuel Goldwyn

Hörst du den Applaus? Er ist von mir! Du hast ihn verdient. Warum? Weil nur 10 % aller Leser über das erste Kapitel eines Buches hinauskommen, und du hast sogar das ganze Buch gelesen. Du bringst also Sachen zu Ende – eine wichtige Fähigkeit.

Deswegen hast du eine Belohnung verdient: Ich schenke dir eine halbstündige Coaching-Session bei mir, und zwar kostenlos und ohne Verpflichtungen. Du bekommst also 60 EUR von mir geschenkt. Einfach auf den Button klicken, und du kannst direkt einen Termin eintragen:

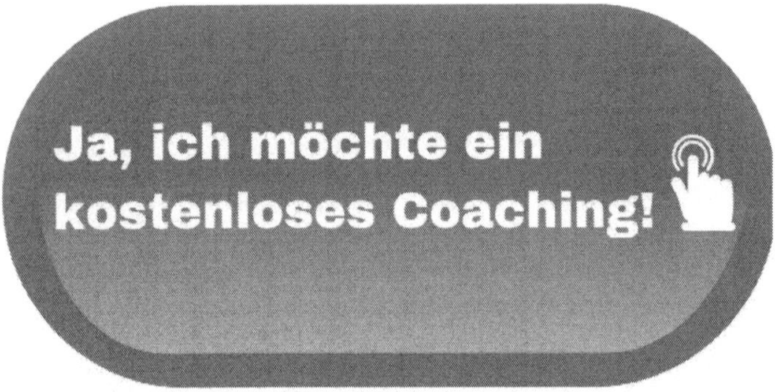

Bitte handle schnell, da nur noch wenige kostenlose Coachings aufgrund der hohen Nachfrage verfügbar sind.

Prof. Beeker bietet in folgenden Bereichen Coachings an:

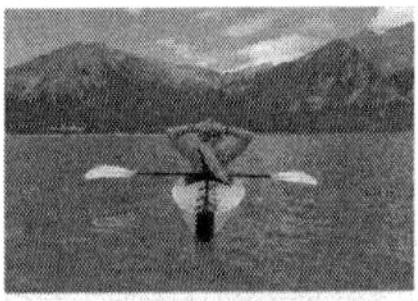

Resilienz Coaching

Unverwundbar gegen Stress

Ja, ich möchte mehr erfahren! (Klick!)

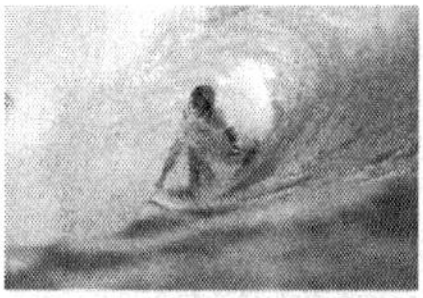

Angstfrei-Coaching

Ängste ruckzuck auflösen mit nachhaltigem Effekt.

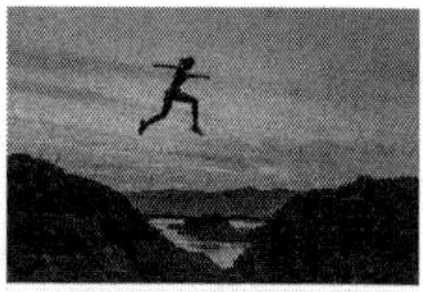

Emotional Freedom Coaching

Emotionale Blockaden lösen

Wenn also eins der Themen für dich relevant ist, dann sichere dir jetzt ein kostenloses Coaching.

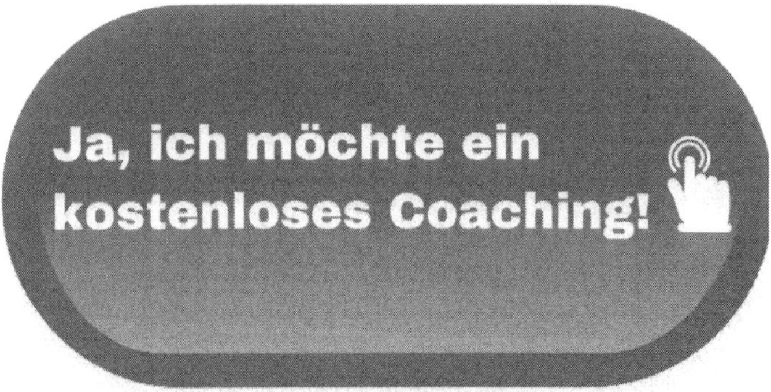

"Möglichkeiten sind wie Sonnenaufgänge. Wenn du zu lange wartest, verpasst du sie." – William Arthur Ward

---

Ich freue mich auf unsere Begegnung
und bin gespannt mehr von dir erfahren!
Genieße die Zeit!

Dr. Detlef Beeker

[1] Dieses Formular habe ich aus dem Buch *Cognitive Behavioural Therapy Workbook For Dummies* entnommen.

[2] Quelle: http://www.alltagsfroschung.de/reine-routine.

[3] Wehrenberg (2008): *The 10 best-ever anxiety management techniques : understanding how your brain makes you anxious and what you can do to change it.*

[4] Alsene / Deckert / Sand / de Wit, H. (2003): *Association between A2a receptor gene polymorphisms and caffeine-induced anxiety*. Neuropsychopharmacology, 28(9).

[5] Quelle: http://www.alltagsfroschung.de/reine-routine.

[6] Blumenthal, u. a. (1999): "Effects of exercise training on older patients with major depression", *Archives of Internal Medicine*, 159, 2349–2356.

[7] Seligman / Stehen / Park / Peterson (2005): "Positive Psychology Progress: Empirical Validation of Interventions", *American Psychologist*, 60(5), 410–421.

[8] Seligman (2011): *Authentic Happiness: Using the New Positive Psychology to Realise Your Potential for Lasting Fulfilment.*

[9] Polloma / Gallup (1991): *Varities of prayer: A survey Report.*

[10] Bono / McCullough (2006): "Positive responses to benefit and harm: Bringing forgiveness and gratitude to cognitive psychotherapy", *Journal of cognitive Psychotherapie: An International Quaterly, 20.*

[11] Witvliet / Ludwig / Van der Laan (2001): Granting forgiveness or harboring grudges: Implications for emotion, physiology, and health,

Psycholoical Science, 121, 117-123.

[12] Der Herz-Fokus stammt aus dem großartigen Buch *Die Kunst zu verzeihen: So werfen Sie Ballast von der Seele* (2003) von *Fred Luskin.*

[13] Auch diese Technik stammt aus dem Buch *Die Kunst zu verzeihen: So werfen Sie Ballast von der Seele* (2003) von *Fred Luskin.*

[14] Die HEAL-Technik in beiden Versionen wurde dem Buch *Die Kunst zu verzeihen: So werfen Sie Ballast von der Seele* (2003) von *Fred Luskin* übernommen.

[15] Wehrenberg (2008): *The 10 best-ever anxiety management techniques : understanding how your brain makes you anxious and what you can do to change it.*

[16] Alsene / Deckert / Sand / de Wit, H. (2003): *Association between A2a receptor gene polymorphisms and caffeine-induced anxiety.* Neuropsychopharmacology, 28(9).

Printed in Poland
by Amazon Fulfillment
Poland Sp. z o.o., Wrocław

90782244R00197